医療事務員のためのスキルアップノート

I want to improve my skills

医療事務の現場で役に立つ

外国人患者の接遇と会話

［英語・中国語・韓国語対応］

医療事務総合研究会 著

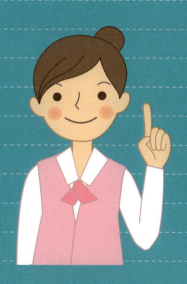

秀和システム

はじめに

　ここ数年、来日する外国人の数は増加し続け、それにともない病院やクリニックなどの医療機関を訪れる外国人も急増しています。医療ツアーなどで先進的な医療を求めて来日する外国人も少なくありません。

　この急激な外国人の来院数の増加に対し、医療機関の側の対応は出遅れ気味です。医事課の現場においても、そうした外国人の訪問者・患者へのマニュアルや対応を用意していないところが大多数です。また、一般の書籍でも、医療事務に特化した外国人接遇や会話についての本はほとんどありません。だからといって、そのためだけに外国語をいくつも勉強するというのは大げさだし、時間もかかり過ぎます。

　それよりも、言葉の分からない患者さんがどのような事で戸惑うのか、どういった案内をどのような手順ですればよいのか、基本的な業務の流れに沿って必要最低限の会話フレーズを用意し、手元に常備しておけば、新人の事務員さんでも慌てずに対処できるはずです。

　==本書は外国語を学習したり会話の文例を覚える本ではありません。もっと簡単に、本書を患者さんの前で開いて、伝えたいフレーズを指差してコミュニケーションがとれる指差し会話帳です。== 結局のところ、今すぐ外国人への対応が必要な医療事務員にとっては、語学を学習するよりも、伝えたい内容を指差しで示せる本がある方が、実用的かつ効率的なのです。

　もちろん、外国人や外国語とひと口に言っても、実際は何十ヶ国もの国々、何百もの言語の人々がいて、一冊でそのすべての言語に対応するのは不可能です。そこで、本書では統計的に最も来院数の多い、中国語、英語、韓国語の３つを母国語とする人に絞って対応することとしました。

　今日にも、明日にも来るかもしれない、日本語ができない患者さんのために、ぜひ受付カウンターに常備し、スムーズな接遇に役立てていただければ幸いです。

2017 年 9 月　医療事務総合研究会一同

医療事務の現場で役に立つ
外国人患者の接遇と会話

contents

はじめに ……………………………………………… 2
この本の登場人物 …………………………………… 5
本書の特長 …………………………………………… 6

chapter 1 もう慌てない！ 初診時の外国人患者の接遇

声かけ・挨拶の基本会話 ……………………………………………… 12
　関連知識ガイド「15ヶ国語の挨拶フレーズ（英・中・韓以外）」 …… 15
用件をうかがう会話 …………………………………………………… 16
予約を確認する会話 …………………………………………………… 20
紹介状の確認（200床以上の病院の場合） ………………………… 26
保険外併用療養費の説明 ……………………………………………… 28
　関連知識ガイド「各国の医療保険制度事情」 ……………………… 31
保険証の確認 …………………………………………………………… 32
希望する診療科をたずねる会話 ……………………………………… 36
症状・具合をたずねる会話 …………………………………………… 40
診療をお断りする ……………………………………………………… 44
診療申込書への記入をお願いする …………………………………… 46
診療申込書への記入と代筆 …………………………………………… 48
診察までの待ち時間を伝える ………………………………………… 56
　関連知識ガイド「外国人の名前」 …………………………………… 59
各診療科・診察室への案内 …………………………………………… 60
お見舞いの方への案内 ………………………………………………… 62

chapter 2 最後までバッチリ！ お会計時の案内

名前を呼び支払い額を告げる ……………………………………… 66
次回の予約・注意説明 …………………………………………… 68
院外処方の説明と案内 …………………………………………… 72
自動精算機での支払い …………………………………………… 74
　関連知識ガイド「外国人患者さんの対応に役立つ Web サイト」………… 78

chapter 3 しっかり対応！ トラブル ＋ 再診受付

支払い困難な患者さんへの対応 …………………………………… 80
時間外の来院 ………………………………………………………… 84
突然入院になった場合 ……………………………………………… 86
再診の患者さんの受付 ……………………………………………… 88
診断書を求められた場合 …………………………………………… 92

chapter 4 これだけで OK！ 3ヶ国語対応 指差し会話

指差し会話フレーズ一覧 …………………………………………… 96
　初診時対応会話フレーズ ………………………………………… 96
　会計時対応会話フレーズ ………………………………………… 108
　再診＆トラブル対応会話フレーズ ……………………………… 111
来院した外国人患者さんへの配布資料 …………………………… 115
　ご来院の患者様へ（日・英・中・韓） ………………………… 115

この本の登場人物

本書の内容をより的確に理解していただくため、下のような登場人物を配しました。医療事務の現場で働く職員と、さまざまな理由で海外から来ている3ヶ国の人々が登場します。

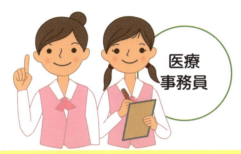

医事課で働く事務員です。医療事務についてはベテランですが、外国語はしゃべれません。

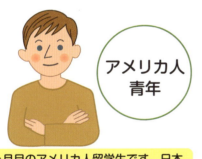

来日1ヶ月目のアメリカ人留学生です。日本語に興味はありますが、まったく話せません。

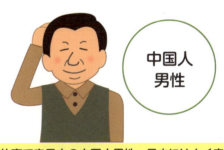

仕事で来日中の中国人男性。日本にはよく来ますが、言葉は分からず病院も初めてです。

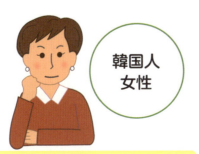

観光で日本に来ている韓国人女性です。突然の体調不良で初めて日本の病院を利用します。

本書の特長

　本書は、外国語の習得を目的としていません。日本語ができない外国人の患者さんが来院した時に、その場で開いて指差しでコミュニケーションが取れるような工夫がされています。

　実際に外国人の患者さんと接する時はもちろんですが、できれば本書に事前に目を通しておき、どんな場合に、どういう説明が必要になるのか、どこにどんなフレーズが載っているかを把握しておくと、より一層役立つと思います。

役立つポイント1　指差し会話なので勉強不要です。

　すでに外国人患者さんと日々接している事務員さんは、語学の勉強をする必要性を感じていたり、役に立つフレーズを覚えようとしたりしているかもしれません。

「でも、語学にまで手が回らない…」
「今すぐ必要なのに、勉強では追いつかない…」

　結局必要なのは、医療事務員として患者さんに説明したいこと、伝えたい内容が伝えられることなのです。ですから、英語や中国語をマスターする必要なんてありません。幸い、事務員が伝えるべき基本的な内容はそれほど多くありませんから、医療事務において必要なフレーズを1冊にまとめ、指差しで説明できるようにしています。

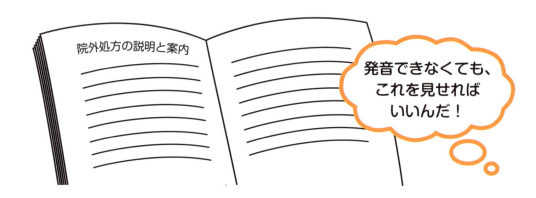

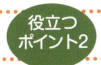 ## 医療事務の実務の流れに沿っています。

　本書は、実際に患者さんが来院して、受付けをし、診察を経てお会計をして帰るまでの、一連の流れに沿って構成されています。本書に一度目を通していれば、必要な会話フレーズがどこにあるか、すぐに分かると思います。

 「いざ、外国人の方が来ると頭が真っ白に…」

　日本語の分かる患者さんばかり相手にしていると、日本語の分からない患者さんが来た時、ちょっとしたパニックになるかもしれません。でも、事務の手続きや流れは基本的には皆同じです。冷静に落ち着いて、普段通りのコミュニケーションができるよう、本書は医療事務の実務の流れに沿っています。

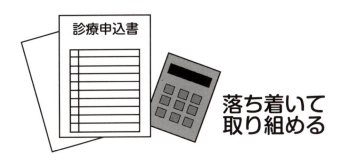
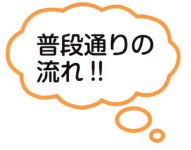

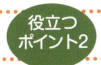 ## 複雑な説明はイラストでカバーしています。

　医療事務の手続きや患者さんへの説明の中には、ひと言では伝わりにくいことや、やや複雑な事などもあります。院外処方箋なども、一度病院の外へ出て薬をもらう必要があるなど、言葉が伝わらない相手に説明するには、ワンフレーズでは難しいこともあると思います。
　そこで、そうした部分についてはイラストや図を交えて、文章による説明を補足しています。これによって、本書で扱う英語、中国語、韓国語以外の言語を母国語とする患者さんにも、絵や図を使ってある程度の情報を伝えることができると思います。

役立つポイント4　相手の言葉が聞き取れなくても大丈夫です。

　外国人とのコミュニケーションで一番困るのは、相手の言葉が聞き取れないことではないでしょうか。こちらがいくら伝えたい言葉を覚えて、フレーズを口にしても、相手から返ってくる言葉が聞き取れなくて、結局伝わったのか伝わっていないのかも分からない・・・。

「相手の言葉が分からないんじゃどうしようもない…」

　大丈夫です。本書は指差し会話なので、相手が何を言っているのか分からなくてもコミュニケーションをとることができます。外国人の方が来院したら、すぐに本書を取り出して相手に見せながら、何が知りたいのかを一緒に探すことができます。

役立つポイント5　探しているフレーズは一覧からすぐ見つかります。

　Chapter 4には、本書で紹介している全ての会話フレーズが一覧にまとめられていますので、忙しくて本書のページをあちこち開いていられない時には、この一覧を開いて、そこから指差しで示しましょう。
　もちろん、本文の掲載ページも書かれているので、関連したフレーズや前後の会話の流れも確認できます。

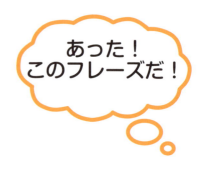
あった！このフレーズだ！

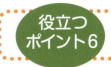

役立つポイント6　外国の方への理解を深める関連情報も掲載。

　海外から来た方、日本語の分からない方は、言葉はもちろん、文化も生活様式もまた、医療制度の知識などもまったく異なる場合があります。それらをまったく知らずに接すると、摩擦が起こりやすく、お互いに意思の疎通がはかれません。

「何で話がかみ合わないんだろう？…」

　ときには会話の表現そのものが問題というより、もしかすると私たちの常識と相手の常識や考え方が根本的に違っているかもしれません。少しでも、外国の方への理解を深めやすくするために、本書では海外の医療制度事情についての情報なども載せています。

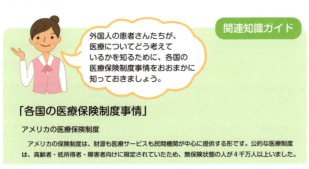

役立つポイント7　患者さんが抱きやすい疑問や悩みも載せています。

　外国人の患者さんに限らず、初診の方が抱きやすい疑問、会計時に戸惑いやすいこと、うっかりしてしまいがちなこと、再診時のふるまいなど、場面ごとに患者さんの視点で、悩みをひと言ずつまとめています。これも、指差しで示して、そこに書かれている悩みや疑問を持っているかどうか、確認するのに使えます。

> こんなことで困っていたのか！気づかなかった…

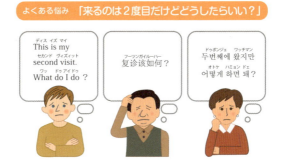

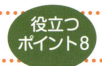
患者さんに配布できる３ヶ国語別資料付きです。

　医療事務員はもちろん、日本の医療機関を何度も受診している人たちにとっては当たり前のことも、海外から来た観光客や、来日して初めて病院にくる人にしてみると、分からないことだらけです。外国人の患者さんが来るたびに、日本の病院での基本的なマナーから、診療の流れまで、すべてを医療事務員が説明するのはなかなか大変です。

「今日１日で、何回同じ説明をしただろう…」

　そんなとき、日本語はもちろん、英語や中国語、韓国語に翻訳してある１枚ものの資料があれば、コピーして配布できてとても便利です。あとは患者さん自身が待ち時間に自分で読んでもらうだけです。

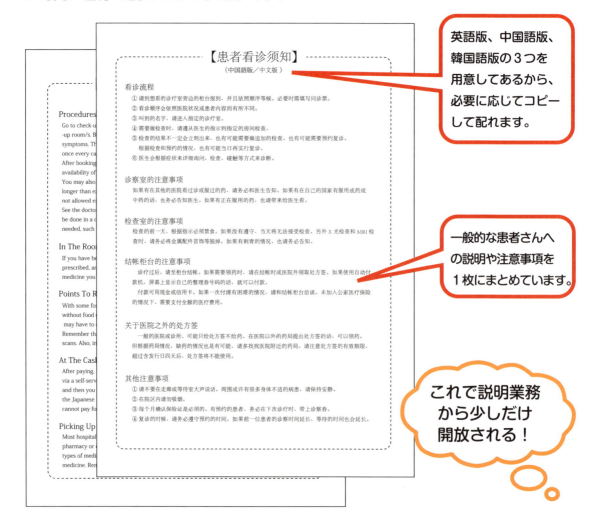

英語版、中国語版、韓国語版の３つを用意してあるから、必要に応じてコピーして配れます。

一般的な患者さんへの説明や注意事項を１枚にまとめています。

これで説明業務から少しだけ開放される！

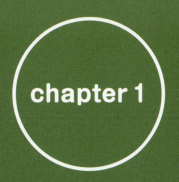

もう慌てない！
初診時の外国人患者の接遇

　実際に、外国人の患者さんが初診で来院した場合を想定し、どのような会話が必要になってくるのかを見ていきましょう。
　事務員が投げかける質問はQ（Question）、それに対する外国人の答えはA（Answer）、平文はS（Sentence）として色分けして分けています。

声かけ・挨拶の基本会話

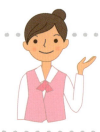

日本語が得意でない外国人患者さんが、日本人の付き添いもなく一人で来ている場合、ご本人は分からないことや不安でいっぱいです。そんなとき、医療事務員が母国語で挨拶してくれれば安心してもらえます。

Point
- 声かけ・挨拶はなるべく相手の母国語で話して安心させる
- 母国語が分からないときは、ひとまず英語で話しかける

会話場面：初来院した外国人患者さんへの声かけ

外国人の患者さんの初来院時は、病院やクリニックごとのシステムの違いや、受け付けの手順などすべて説明が必要になってきます。それらについては追って説明しますが、まずは戸惑っている外国人患者さんを安心させるような、声かけや挨拶をしましょう。事務員に対して安心感や親近感を持ってもらうことができれば、その後のコミュニケーションもスムーズに進められます。

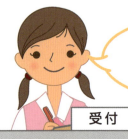

Hello!

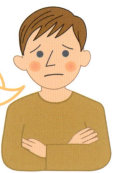

ハロー
Hello!
アイム　ヒア　フォー　ザ　ファースト　タイム
I'm here for the first time.
ワッ　シュドゥ　アイドゥ
What should I do?

受付

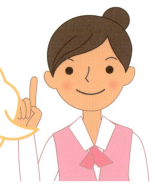

戸惑っている外国人の方には、こちらから声をかけましょう。相手から返ってきた言葉が聞き取れなくても、慌てずに本書を見せながらコミュニケーションすれば大丈夫です。

会話フレーズ：基本の挨拶パターン

最初の声かけとして一般的なのは「挨拶」です。挨拶のフレーズは、そのひとことだけでも、なるべく母国語で語りかけたいものです。

〔午前の挨拶〕

S-1

おはようございます。

英語

グッド　モーニング
Good morning.

中国語

ニーハオ
你好。

韓国語

アンニョンハセヨ
안녕하세요.

〔午後の挨拶〕

S-2

こんにちは。

英語

グッド　アフタヌーン
Good afternoon.

中国語

ニーハオ
你好。

韓国語

アンニョンハセヨ
안녕하세요.

15ページには、上記以外の国の挨拶を一覧にしましたので同じように活用してください。

挨拶以外の声かけ

挨拶は、最初の声かけとしてはどなたにも使えます。ただ、明らかに戸惑っている方や、最初にどこへ行けばよいか分からず困っている方には、次のようなフレーズで声をかけると良いでしょう。

S-3

 何かお困りですか？

英語

ハウ　キャナイ　ヘルプ　ユー
How can I help you ?

中国語

チンウェンシュヤーバンマンマー
请问需要帮忙吗？

韓国語

ムオスル　トワドゥソルカヨ
무엇을 도와드릴까요？

S-4

 こちらでご案内します。

英語

レッ　ミー　ショウ　ユー　ザ　ウェイ
Let me show you the way.

中国語

ツーリークーイーティーニンフーウー
这里可以替您服务。

韓国語

ヨギエソ　アンネヘ　トゥリゲスムニダ
여기에서 안내해 드리겠습니다.

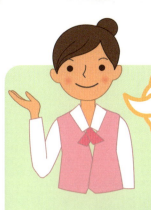

英語、中国語、韓国語が通じないときに試してみましょう。

関連知識ガイド

「15ヶ国語の挨拶フレーズ（英・中・韓以外）」

日本の病院やクリニックを訪れる患者さんは、英語、中国語、韓国語を母国語とする人が多いですが、もちろんそれ以外の母国語の方も大勢います。ここでは来院される方の母国語（英語・中国語・韓国語以外の母国語）の中で、統計的に多い言葉から順番に、挨拶のフレーズをまとめておきます。

	午前	午後
タガログ語	マガンダン　ウマガ	マガンダン　ハポン
ポルトガル語	ボン　ディア	ボア　タルデ
ベトナム語	チャオ　アウム	チャオ　アウム
ヒンディー語	ナマステー	ナマステー
インドネシア語	スラマッ　パギ	スラマッ　ソレ
ロシア語	ドドーブラエ　ウートラ	ドブルイ　ディェン
タイ語	サワッディー	サワッディー
フランス語	ボン　ジュー（ル）	ボン　ジュー（ル）
マレー語	スラマッ　パギ	スラマッ　プタン
タミル語	カーライ　ワナッカム	ワナッカム
ドイツ語	グーテン　モルゲン	グーテン　ターク
ペルシア語	ソブ　ベヘイル	ソブ　ベヘイル
トルコ語	ギュナイドゥン	メルハバ
ビルマ語	ミンガラ　ネレーキンパ	ミンガラ　ネレーキンパ
カンボジア語	チョムリアップ・スオ	チョムリアップ・スオ

用件をうかがう会話

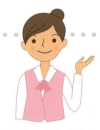
挨拶の後は、すぐに用件をうかがいましょう。ほとんどの場合は、診察のための来院ですが、お見舞いに来る方もいます。まれに他の用事で来ていることもあり得ますので、まずは用件を確認してご案内します。

Point
- 挨拶したら、間髪入れずに用件をうかがう
- 来院して戸惑っている人の場合、ほとんどは初診かお見舞いで来ている

 会話場面：用件を告げる・用件をうかがう

　外国人の来院者の方で、日本語ができない方の場合は、まず最初にどこへ行けばいいのかが分かりません。特に大きな病院では、受付がいくつも並んでいて、日本語が読める人でも一瞬考えてしまうことがあります。入り口や受付前で戸惑ったり考え込んだりしている外国人の方がいたら、そのほとんどは初診外来かお見舞いです。まずはこちらから挨拶して、用件を聞いてあげましょう。

よくある悩み 「まず、最初にどこへ行けばいい？」

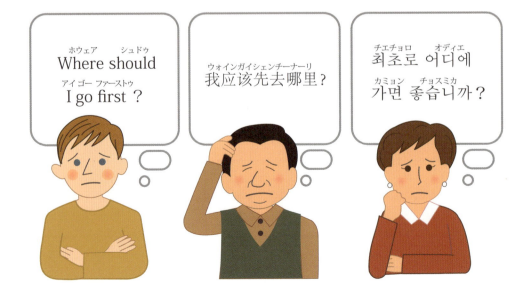

会話フレーズ：用件をうかがう

挨拶の後、すぐに次のような問いかけをしてみましょう。「初めていらっしゃいましたか？」と効くことで、初診かどうかも分かります。初診の場合は、不慣れな事や説明の必要なことも多くなりますので、まずは確認です。再診の方への案内は P88 を参考にしてください。

Q-1

 初めていらっしゃいましたか？

英語

イズ ディス ヨー ファースト ビズィット ヒア
Is this your first visit here ?

中国語

ニーシーディーイーツーライツーリーマー
你是第一次来这里吗？

韓国語

イチョゲ オヌン ゴッスン チョンイムニカ
이쪽에 오는 것은 처음입니까?

A-1

 はい、初めてです。／いいえ、以前来ています。

英語

イエス イティイズ ／ ノー イティイズント
Yes, it is. ／ No, it isn't.

中国語

スーター ディーイーツー ブースー イーチェンライコウ
是的，第一次。／不是，以前来过。

韓国語

イチョゲオスンコスンチョウンイムニカ アニョ チョネド ワッソスミダ
예 처음 입니다. ／ 아니요 전에도 왔었 습니다.

上の A-1 で「はい」の答えの場合は、次ページの会話へつなげて対応しましょう。「いいえ」の方は再診の方なので、P88 の会話へとつなげましょう。

次に、来院の目的を尋ねます。診察を受けに来たのか、大きめの病院であればお見舞いに来た可能性もあります。ほとんどは診察でしょうから、「本日は診察でよろしいでしょうか？」と聞きます。

Q-2

本日は診察でよろしいでしょうか？

英語

ドゥ　ユー　ワントゥ　メディカル　コンサルテーション　トゥデイ
Do you want medical consultation today ?

中国語

チンティエンスーライカンツンドゥーマー
今天是来看诊的吗？

韓国語

オヌルソ　チンチャロ　チョスミカ
오늘은 진찰로 좋습니까？

A-2

はい、診察をお願いします。／いいえ、違います。

英語

イエス　プリーズ　　　ノー　サンクス
Yes, please. ／ No, thanks.

中国語

スーター　マーフォンニー　ブースー
是的，麻烦您。／不是。

韓国語

ネ イエチンチャル ブーダック ハムニダ　　アニヨ　タルミダ
예, 진찰을 부탁합니다. ／ 아니오, 다릅니다.

上記のA-2が「はい」なら、来院の目的は診察なので、次に予約をしているか確認します。予約確認の会話はP22です。「いいえ」なら次ページのQ-3でお見舞いかどうかを確認します。

診察ではないという方の場合は、次にお見舞いかどうかを確認しましょう。

Q-3

 どなたかのお見舞いですか？

英語
 Are you here to visit someone？
（アー ユー ヒア トゥビィズィット サムワン）

中国語
是要来探病的吗？
（スーヤーライタンピンドゥンマー）

韓国語
 누군가의 병문안입니까？
（ヌガンガエ ピョン ムンアンイムニカ）

A-3

 はい、お見舞いです。／いいえ、違います。

英語
 Yes, I am.／No, I'm not.
（イエス アイアム／ノー アイム ノット）

中国語
 是的，我要探病。／不是。
（スーター オーヤータンピン／ブースー）

韓国語
 예, 병문안입니다.／아니오, 다릅니다.
（ネ ピョンムンアン イムニダ／アニヨ タルミダ）

上記のA-3が「はい」なら、来院の目的はお見舞いなので、P62のお見舞いの方への案内で対応しましょう。

予約を確認する会話

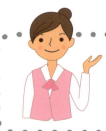

外国人の患者さんの半数以上は、未予約で来院されているのが現状です。予約の有無で待ち時間の説明が必要になったり、予約がないと受診できないケースもありますので、まずは予約の有無を確認しましょう。

Point
- 予約の有無で説明内容や案内が変わるので、最初に予約の有無を確認する
- 予約をしてない場合、診察待ちの患者さんの状況を見て待ち時間を伝える

 会話場面：予約の確認

　外国人の患者さんでも、予約をして来院する方もいれば、しない方もいます。近年の調査では、その比率はほぼ半々だといわれています。再診の場合は、初診の際に次回の予約をする場合もありますので、初診では未予約が多いと思います。初診の方で未予約の場合、説明すべき事項や初診案内が必要になるので、最初の段階で確認します。

よくある悩み 「予約なしでは受診できない？」

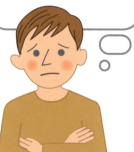

キャナイ　ビー　スィーン　バイ　ア
Can I be seen by a
ドクター　ウィズアウト　ア
doctor without a
リザベーション　オア
reservation or
ブッキング
booking?

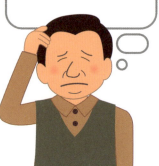

メイヨーイーイェ
没有预约,
カーイーツンリャオマー
可以诊疗吗？

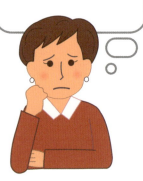

イエヤク　オプソド　チンチャル
예약 없이도 진찰
ル　ス　イスミカ
할 수 있습니까?

会話チャート

予約をしていても、その後予約確認で名前が見つからないケースや、混雑していてかなり待ってもらうことになるケースなど、いろいろなパターンにつながることが考えられます。ここでは、基本的な流れを想定して、受け答えができるようにチャートで整理しておきましょう。

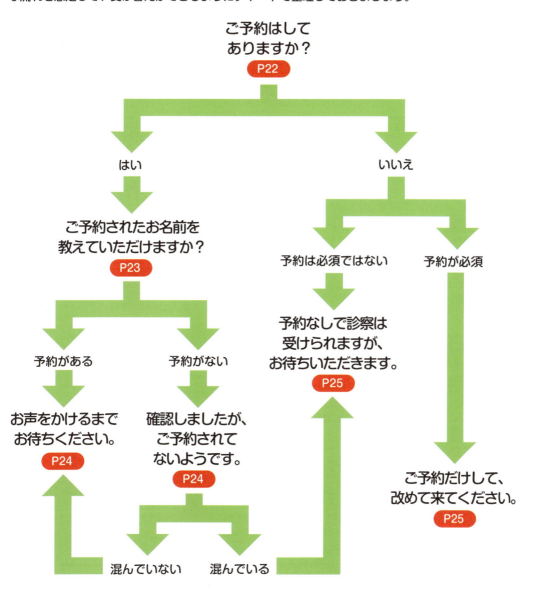

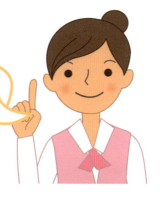

予約確認と、待ち時間についての説明・対応は、チャートのように状況に応じて臨機応変に説明する必要があります。本書の表現から使えるものを適切に選んで説明してあげてください。

会話フレーズ：予約確認の流れ

まず、外国人の患者さんが事前に予約をしてあるか、本人に確認します。

Q-4

 ご予約はしてありますか？

英語
ドゥー　ユー　ハブ　アン　アポイントメント
Do you have an appointment ?

中国語
イーイェールーマー
预约了吗？

韓国語
イエヤク　ハショスミカ
예약은 하셨습니까？

A-4

 はい、しています。／いいえ、していません。

英語
イエス アイ ドゥ　　ノー　アイドント
Yes, I do. ／ No, I don't.

中国語
スーター　ヨーイーイェ　　メイヨー
是的, 有预约。／ 没有。

韓国語
ネ イエヤク ヘスミダ　　　アニヨ　　イエヤク　　ハジ アナスミダ
예.예약 했습니다. ／ 아니요 예약하지 않았습니다.

上記 A-4 で「はい」の場合は予約しているので、右ページの Q-5 につなげます。「いいえ」の場合は必要に応じて P24 ～ 25 のフレーズで対応しましょう。

予約している場合は予約確認のために予約者の名前を聞く質問をします。予約のみしか受け付けない医療機関の場合は、P25のS-8のフレーズで対応しましょう。

〔予約の確認〕

Q-5

ご予約されたお名前を教えていただけますか？

英語

キャン ユー ギブ ミー ユア ネイム プリーズ
Can you give me your name, please？

中国語

イーイェターミンツーカオスーウォーハオマー
预约的名字告诉我好吗？

韓国語

イエヤク ハシン イルムル カルチョ チュシゲスミカ
예약하신 이름을 가르쳐 주시겠습니까？

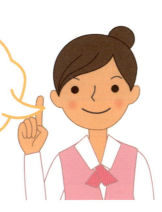

予約した方の名前は、メモを渡して紙に書いてもらい、必要ならばこちらで読み上げて発音を確認しましょう。電話予約の場合、発音だけを聞いて入力しているので、よく聞いてから確認しましょう。

予約が確認できた方には、声をかけるまで待ってもらうか、あるいは大きな病院であれば、P26以降の紹介状の確認、保険証の確認へと進みます。予約が確認できない場合はそのことを伝えます。

〔予約が確認できた場合〕

S-5

声をかけるまでお待ちください。

英語

プリーズ　ウェイト　ヒア　アンティル　ユー　アー　コールド
Please wait here until you are called.

中国語

チャターニーミンツースー　チンサオトゥイーフェ
叫到你名字时，请稍等一会。

韓国語

プルテカジ　　キダリョ　　チュセヨ
부를때까지 기다려 주세요.

〔予約が確認できなかった場合〕

S-6

確認しましたが、ご予約されてないようです。

英語

アイ　チェックトゥ　ユア　ネイム　バット　クドゥント　ファインド
I checked your name, but couldn't find
アン　アポイントメント
an appointment.

中国語

チェールンゴホー　ニンメイヨーイーイェー
确认过后，您没有预约。

韓国語

ファイン　ヘッスンミダマン　　イエヤク　ハシジ　マヌン　ゴン　カスミダ
확인했습니다만, 예약하시지 않은 것 같습니다.

声をかけるまで待ってもらうか、待ち時間が長いことを説明するか、日を改めてもらいましょう。

〔待ち時間がかかることを説明する〕

S-7

予約なしで診察は受けられますが、お待ちいただきます。

英語

ユー キャン スィー ア ドクター ウィズアウト アン アポイントメント
You can see a doctor without an appointment,
バッッイッ メイ テイク サム タイム
but it may take some time.

中国語

メイヨーイーイェーイェカーカンツン チンサオトゥイーフェ
没有预约也可看诊，请稍等一会。

韓国語

イエヤギ オプソード チンチャル ハル ス イスミダ マン
예약이 없어도 진찰을 할 수 있습니다 만
キダリョ チューシプショ
기다려주십시요.

〔予約だけして日を改めてもらう〕

S-8

ご予約だけして、改めて来てください。

英語

プリーズ オンリー ブック アンド プリーズ カム アゲイン
Please only book and please come again.

中国語

ズーチェーソーイーイェー チンガイティエンツァイライ
只接受预约，请改天再来。

韓国語

イエヤク マン ハゴ ゼーツァ ワ チョセヨ
예약만 하고, 재차 와 주세요.

紹介状の確認
（200 床以上の病院の場合）

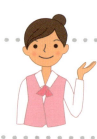

大きな病院（200 床以上）の場合、初診時には紹介状が必要になります。日本人の患者さんでも、紹介状を持たずに来院される方が大勢いますので、外国人の患者さんにも必ず確認しましょう。

Point
- 200 床以上の病院の場合、初診時には紹介状が必要なので有無を確認する
- 支払い額に大きな違いが生じるので、必ず受付の早い時点で確認する

会話場面：200 床以上の病院での紹介状の確認

予約の確認が済んだら、次は紹介状の有無を確認しましょう。未予約で突然来院された初診の外国人の方の場合、紹介状を持っていないことが多いかもしれません。その場合は支払い額に保険外併用療養費がプラスされます。保険外併用療養費は意外と高額ですので、説明を聞いて紹介状をもらってから改めて来るという方もいます。そうなると、この後の説明が無駄になってしまうので、早めに紹介状の有無を確認しましょう。

よくある悩み　「紹介状なしでも受診できる？」

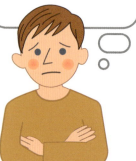

キャナイ スィー ア ドクター
Can I see a doctor
ウィズアウト ア レター
without a letter
オブ イントロダクション
of introduction ?

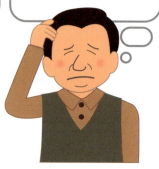

メイヨーチェーサーシンイェーカー
没有介绍信也可
イーカンツンマー
以看诊吗？

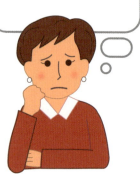

ソゲチャン オプシード
소개장 없이도
チンチャ ハルス イッソ
진찰할 수 있어?

会話フレーズ：紹介状の確認

紹介状を持ってきているかどうかを確認しましょう。

Q-6

 紹介状をお持ちですか？

英語
 Do you have a letter of introduction ?
（ドゥ ユー ハブ ア レター オブ イントロダクション）

中国語
 有介紹信吗？
（ヨーチェーサーシンマー）

韓国語
 소개장은 가지고 계십니까？
（ソゲチャン カジゴ ケシミカ）

A-5

 はい、持っています。／いいえ、持っていません。

英語
 Yes, I have. ／ No, I haven't.
（イエス アイ ハブ／ノー アイ ハブント）

中国語
 是的，有的。／没有。
（スーター ヨーター／メイヨー）

韓国語
 예, 가지고 있습니다. ／ 아니오, 가지고 있지 않습니다.
（ネ カジゴ イッスンミダ／アニヨ カジゴ イッチアンスミダ）

紹介状があれば、そのまま P32 の保険証の確認などへ進みます。初診で紹介状がない場合には、P28 の保険外併用療養費の説明をしましょう。

保険外併用療養費の説明

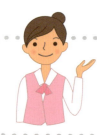

紹介状を持っていない外国人患者さんには、必ず保険外併用療養費（選定療養費）の説明が必要です。保険外併用療養費は数千円かかるため、支払い額が大きく増えることを事前に説明する必要があります。

Point
- 紹介状がないと費用が余分に発生することを早い段階で説明する
- 費用を安くしたい方には、紹介状をもらってから改めて来ることをすすめる

 会話場面：紹介状がない場合の保険外併用療養費の説明

紹介状なしで大きな病院（200床以上）を受診する場合には、保険外併用療養費（選定療養費）が発生しますが、日本語ができない方でこの制度を知っている方はほとんどいません。支払い額が数千円（病院ごとに異なるが、5000円前後）増えますので、受診前に説明が必要です。

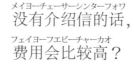

よくある悩み 「紹介状がないと費用が高くなるの？」

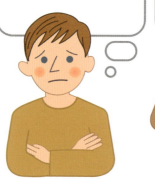

イズ イッ ゴーイング トゥ
Is it going to
ビー　エクスペンシブ
be expensive
ウィズアウト ア レター
without a letter
オブ　イントロダクション
of introduction ?

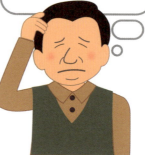

メイヨーチェーサーシンターフォワ
没有介绍信的话，
フェイヨーフエビーチャーカオ
费用会比较高？

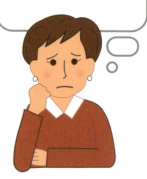

ソゲチャニ　　オプスミョン
소개장이 없으면
ピーヨンイ　ピーサ　チーヌン
비용이 비싸지는
ゴヤ
거야?

会話フレーズ：保険外併用療養費

細かい制度的な説明よりも、患者さんにとって一番重要なのは、費用が多くかかるという点です。

S-9

紹介状がない場合には"保険外併用療養費"がかかります。

英語

When there is no letter of introduction, you're charged for medical expenses and any treatment outside insurance coverage.
（ウェン ゼア リズ ノー レター オブ イントロダクション、ユーアー チャージト フォー メディカル エクスペンス アンド エニィ トリートメント アウトサイド インシュアレンス カバーレイジ）

中国語

没有介绍信的话，需要保险以外的医疗费。
（メイヨーチエーサーシンターフォワ シューヤーバオシエンイーワイターイーリャオフェイ）

韓国語

소개장이 없으면 "보험외 병용 요양비" 제도가 걸립니다.
（ソゲチャニ オプスミョン ボウフンウエピョンヨン ヨヤンビ チエドガ クリミダ）

S-10

国の決まりで支払うことになっています。

英語

Unfortunately, these are the Japanese rules. You would have to pay.
（アンフォーチュネイトリー ディーズ アー ザ ジャパニーズ ルールズ。ユー ウッド ハフ ト ペイ）

中国語

国家的规定要支付的。
（コオチャートウクエイティンヤツーフーター）

韓国語

일본의 규칙으로 지불하게 됩니다.
（イルボネ キュチクロ ジブルハゲ テンミダ）

保険外併用療養費は、病院ごとに金額が定められていますので、ここでは、フレーズ中の○○に、各病院ごとに定められた金額を入れて伝えてください。

S-11

"保険外併用療養費"は○○○○円かかります。

英語

ザ　トータル　ビル　フォー　メディカル　エクスペンスズ　アンド　トリートメント
The total bill for medical expenses and treatment
カムズ　トゥ　　　　　　　　　イェン
comes to ○○○○ yen.

中国語

バオシエワイターイーリャオフェイヨー　シューヤー　　　　ウーイエン
"保险外的医疗费用"需要○○○○日元。

韓国語

ボウフンウェ　ピョンヨンヨーヤン　ビヌン　　　　　エンイテンミダ
"보험외 병용 요양비"는 ○○○○엔이 됩니다.

紹介状がないとお金が余分にかかることを伝えた結果、「そんなにかかるなら紹介状をもらってから来る」という患者さんもいます。そうした方にはどこで書いてもらえるのかも伝えましょう。

S-12

紹介状は、小さな病院で書いてもらえます。

英語

ユー　キャン　アスク　フォー　ア　レター　オブ　イントロダクション　フロム
You can ask for a letter of introduction from
ア　スモーラー　クリニック
a smaller clinic.

中国語

チェーサーシンシューヤーチンティーチューツンソーティーコン
介绍信需要请地区诊所提供。

韓国語

ソゲチャン　チャグン　ピョンウォン　エソドソ　パドゥルス　イスミダ
소개장은 작은 병원에서도 써 받을 수 있습니다.

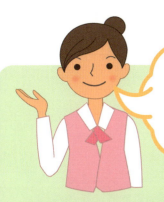

外国人の患者さんたちが、医療についてどう考えているかを知るために、各国の医療保険制度事情をおおまかに知っておきましょう。

関連知識ガイド

「各国の医療保険制度事情」

アメリカの医療保険制度

　アメリカの保険制度は、財源も医療サービスも民間機関が中心に提供する形です。公的な医療制度は、高齢者・低所得者・障害者向けに限定されていたため、無保険状態の人が4千万人以上いました。2010年に当時のオバマ大統領がこれを解消するため、「オバマケア」を成立させ、全国民に加入を義務付けましたが、保険料を支払えない低所得者層へのセーフティネットのために増税が必要になり、納税者の不満が高まり、トランプ大統領による代替案で新たな制度が成立しました。その結果、保険への加入義務はなくなりましたが、無加入者が1千万人以上増大するといわれ、まだまだ医療が国民全体に行き渡る体制とはいえない状態が続きそうです。

イギリスの医療保険制度

　イギリスの保険制度は、国営医療モデルといわれます。保険者は国民保険サービス（NHS：National Health Service）という公的機関です。日本の医療は自己負担率2～3割が原則ですが、イギリスは自己負担がありません。すべての国民が基本的に無料で医療を受けられるのが、最大の特徴です。ただし、医療機関にかかりたい場合、地域ごとに登録された診療所で受診することになっており、患者が自分で医者を選ぶことはできません。大学病院など大きな病院での治療が必要な場合は、診療所からの紹介状を通す必要があります。

中国の医療保険制度

　中国の公的医療保険は年金と似たような仕組みを採用しています。例えば、企業で働いている人は、保険料算定基準の2％を個人、12％を企業が負担します。そしてその個人負担部分の全額と企業負担額の一部を医療口座に積み立てています。健康保険の給付は、毎年医療口座の積立金を取り崩し、超過分を段階的に自己負担する仕組みで、かなり複雑です。また、仕事で定年になると保険料の支払いは終わり、以降は生涯公的医療保険を受けられます。農村出身者と都市出身者とで医療保険制度が分けられていましたが、同じ都市在住者の医療制度を統一するなど、制度改革が頻繁に行われています。

韓国の医療保険制度

　韓国も国民皆保険を実施していますが、保険者は「国民健康保険公団」ひとつだけですべての公的医療保険を管理しています。韓国の医療保険制度は、保険料の負担が低いかわりに、保障範囲が狭く、自己負担額も多くなっています。医療費全体に占める患者の負担でみると、日本の倍程度という統計があります。このため経済的に苦しくて病院にいくのを諦めたり、病院から逃げ出す人が問題になっています。また、入院はどの病院でも自己負担2割ですが、外来は病院によって自己負担3～6割という格差があります。高齢者に若者と同じ自己負担が求められるのも、日本との大きな違いです。

保険証の確認

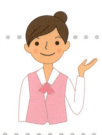

外国人患者の方には保険証を持っている人といない人がいます。日本人の場合と同様に、保険証の確認をしましょう。持ってきているかどうかを確認したら、預かってコピーして返却するやり取りが必要になります。

Point
- 保険証の有無によって自己負担額が大きく変わるので、早い段階で確認する
- 保険証を持っている場合には、預かってコピーし、すぐ返すことを説明する

 会話場面：保険証の確認・コピー・返却

　保険証を持っていない外国人の方は、受診できるのか、いくらかかるのか不安に思っています。まずは、保険証の有無を確認しましょう。そして、持っている場合は保険証を一度預かって、コピーして返すことを説明します。保険証を事務員に渡すことを不安に思う方もいますので、コピーした後すぐに返すことを伝えて、安心してもらいましょう。

よくある悩み 「保険証がなくても診てもらえる？」

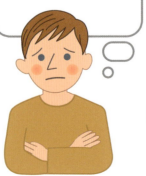

キャナイ　ビー　スィーン
Can I be seen
ウィズアウト　ア　ヘルス
without a health
インシュアランス　カード
insurance card ？

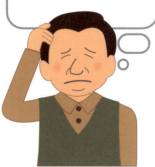

メイヨーバオシエツンイエーカー
没有保险证也可
イーカンツンマー
以看诊吗？

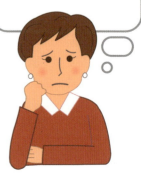

ボウフンツンイ　オプソド
보험증이 없어도
チンチャル　ヘ　チュルス
진찰해 줄 수
イスミカ
있습니까?

会話フレーズ：保険証の確認

保険証の有無と自己負担については、事前の説明をきちんと理解してもらっていないと、支払いの際にトラブルの元となります。紹介状の有無と同じように、持っているか持っていないかで支払い額が変わることを、しっかり理解してもらいましょう。

Q-7

保険証はお持ちですか？

英語

ドゥ ユー ハブ ア ヘルス インシュアランス カード
Do you have a health insurance card ?

中国語

ヨーバオシエツンマー
有保险证吗？

韓国語

ボウフムツン カジゴ ケシミカ
보험증은 가지고 계십니까 ?

A-6

はい、持っています。／いいえ、持っていません。

英語

イエス アイドゥ ノー アイドント
Yes, I do. ／ No, I don't.

中国語

スーター ヨーター メイヨー
是的，有的。／没有。

韓国語

ネ カジゴ イスミダ アニヨ カジゴ イッチ アンスンミンダ
예, 가지고 있습니다. ／아니오, 가지고 있지 않습니다.

1 もう慌てない！初診時の外国人患者の接遇

会話フレーズ：保険証の確認とコピー

保険証を持っている外国人の患者さんの中には、保険証を預けることに不安を感じたり、いつ返してもらえるのかと心配する方もいますので、すぐに返すことを伝えましょう。

S-13

保険証をお借りして、コピーしたらすぐにお返しします。

英語

プリーズ　レッ　ミー　テイク　ア　フォトコピー　オブ　ザ　カード　アンド
Please let me take a photocopy of the card, and
アイル　リターン　イット　イミーディエイトリー
I'll return it immediately.

中国語

バオシェツンフーインイーシアー　リークーフアンニー
保险证复印一下，立刻还您。

韓国語

ボウフムツン　ウルピリオソ　ボクサヘソ　コ　トリオトリゲスミダ
보험증을 빌려서, 복사해서 곧 돌려드리겠습니다.

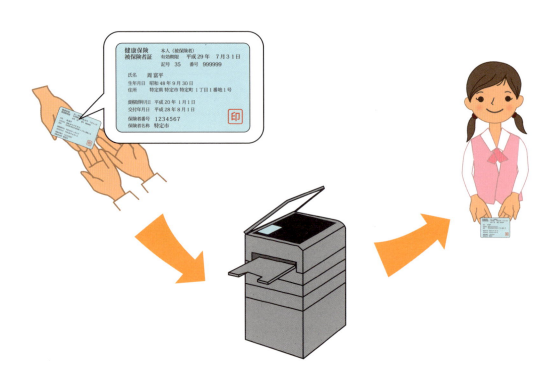

会話フレーズ：自己負担の説明

保険証がない場合、全額自己負担になることを説明して、それでも受診するか必ず確認しましょう。

Q-8

 保険証をお持ちでない場合、料金は全て自己負担になりますが、よろしいですか？

英語
 When you don't have a health insurance card, you have to pay in full. Is that okay？
（ホウェン ユー ドント ハブ ア ヘルス インシュアランス カード ユー ハフ トゥ ペイ イン フル イズ ザッ オーケイ）

中国語
 在没有保险证的时候，费用一切是自己负担，可以吗？
（ザイメイヨーバオシエンターズースーフォー フェイヨーイーチェースーツーチーフータン カーイーマー）

韓国語
 보험증을 가지고 계시지 않을 경우, 요금은 모두 자기 부담입니다만, 좋습니까？
（ボウフンソンウル カジゴ ケシジ アンウル キヨンウ ヨウグンウン モドゥ チャギプダンインミダマン チヨスミカ）

A-7

 はい、構いません。／いいえ、嫌です。

英語
 Yes, that's okay. ／ No.
（イエス ザッツ オーケイ ／ ノー）

中国語
 是的，没有关系。／不，不想要。
（スーター メイヨークアンシー ／ ブー ブーシャンヤー）

韓国語
 예, 상관하지 않습니다. ／ 아니오, 싫습니다.
（ネ サングァン ハジマンスミダ ／ アニヨ シルスミダ）

希望する診療科をたずねる会話

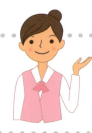

外来に来る外国人の患者さんの中には、持病の治療でかかりつけのホームドクターがいる方、症状や原因がはっきりしている場合など、受診する診療科を決めている方もいます。患者さんの希望を聞いてみましょう。

Point
- 患者さんに受診したい診療科があるかを確認する
- 総合病院などで診療科が多い場合は、一覧から指差しで選んでもらう

 会話チャート

　初診の外国人の方でも、持病の治療などが目的の場合は受診科がはっきりしていますし、怪我や原因が比較的はっきりしている症状などは、受診科を最初から決めてくる患者さんもいます。まずは、患者さんの希望する受診科を聞きましょう。

　受診したい科があれば、P38 の Q-10 のフレーズで具体的な診療科を聞きましょう。P39 に、「受診科一覧」の表がありますので、その中から指差しで選んでもらってもいいでしょう。

　希望する診療科がない、あるいは分からない場合は、P43 の「症状・具合をたずねる会話」で、どんな症状で来院したのか確認しましょう。

　また、病院によっては、希望の診療科がないこともあり得ます。その場合は P45 の「診療をお断りする」にあるフレーズで対応しましょう。

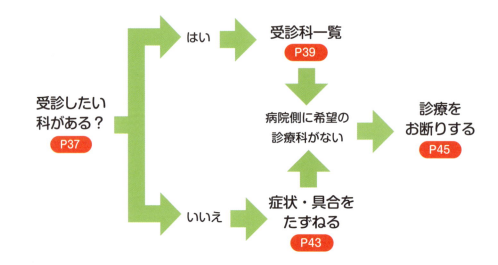

会話フレーズ：受診したい診療科の有無

まず、受診したい診療科があるかないかを質問してみましょう。

Q-9

 受診したい科はありますか？

英語

ドゥ ユー ノウ ウィッチ デパートメント ユー ニード
Do you know which department you need ?

中国語

ヨーシャンカンダーカーマー
有想看的科吗？

韓国語

タンシニ スジン ハゴ シップン ゴッスン オヌン チリョカ インミカ
당신이 수진하고 싶은 것은 어느 진료과입니까？

A-8

 はい、あります。／いいえ、ありません。

英語

イエス アイドゥ ノー アイ ドント
Yes, I do. ／ No, I don't.

中国語

スーター ヨーター メイヨー
是的，有的。／没有。

韓国語

ネ イスミダ アニヨ オプスミダ
예, 있습니다. ／아니오, 없습니다.

　上記で「はい」の場合は、具体的にどの診療科を受診したいのか確認します。次のページのフレーズと受診科一覧を使って確認しましょう。「いいえ」の場合は、P40 の「症状・具合をたずねる会話」で、体のどこにどんな症状があるか聞いて案内しましょう。

会話フレーズ：受診したい診療科を選んでもらう

希望する診療科がある場合は、次のように質問して、右ページの表の中から指差しで選んでもらいましょう。

Q-10

どの科を受診されますか？

英語
ウィッチ　デパートメント　ドゥ　ユー　リクワイアー
Which department do you require ?

中国語
シャンカンナーイークーヌー
想看哪一科呢？

韓国語
タンシニ　　ヌシンハゴ　シップン　コッスン　オヌ　　チリョカインミカ
당신이 수진하고 싶은 것은 어느 진료과입니까？

S-14

この中から受診したい診療科を選んでください。

英語
プリーズ　　チューズ　　ウィッチ　　デパートメント　　ユー
Please choose which department you
リクワイア
require.

中国語
チンツォンゾンセンザーシャンヤーカンターカー
请从中选择想要看的科。

韓国語
イ　アンエソ　スジンハゴ　シップン　チリョカル　ソンテケ　チコセヨ
이 안에서 수진하고 싶은 진료과를 선택해 주세요.

[受診科一覧]

日本語	英語	中国語	韓国語
内科	Internal medicine	内科	내과
外科	Surgery	外科	외과
呼吸器科	Pulmonology	呼吸器科	호흡기과
消化器外科	Gastrointestinal surgery	消化器外科	소화기외과
整形外科	Orthopedics	整形外科	정형외과
眼科	Ophthalmology	眼科	안과
皮膚科	Dermatology	皮肤科	피부과
小児科	Paediatric	小儿科	소아과
耳鼻科	Otolaryngology	耳鼻科	이비과
泌尿器科	The urology department	泌尿器科	비뇨기과
歯科	Dentist	牙科	치과
産婦人科	Gynecology	妇产科	산부인과
脳神経外科	Neurosurgery	脑神经外科	뇌신경 외과
精神科	Psychiatry	精神科	정신과
形成外科	Plastic surgery	形成外科	———
アレルギー科	Allergology	过敏科	알레르기과
循環器科	Circulatory organ department	循環器科	순환기과

1 もう慌てない！初診時の外国人患者の接遇

症状・具合をたずねる会話

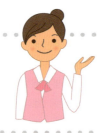

病院に来るのは、受診したい診療科をはっきりと言える方ばかりではありません。自分の症状、具合の悪さについて何科で診てもらえばいいか分からない、あるいはどんな診療科があるか分からない方もいます。

Point
- 受診科が分からない患者さんからは、症状や症状のある部位を聞き出す
- 必要に応じて医師や看護師に受診可能かどうか、症状を伝えて確認する

 会話場面：具合の悪い箇所、症状を確認する

　外来に初診で来た患者さんの中には、具合が悪いのでとりあえず大きな病院や最寄りのクリニックに来てみた、という方も少なくありません。そうした方の場合は、具合の悪い部位や症状を確認してみないことには、受診できるかどうか分からない場合もあります。
　特に、日本語が分からない外国人の方には、何科が何の病気や怪我に対応しているか分からないので、適切な科があるか確認する必要があります。事務員は診断行為はできませんので、患者さんの自覚症状や状態を確認したら、必要に応じて医師や看護師に伝えて受診できるかどうか確認しましょう。

よくある悩み　「自分では何科を受診していいか分からない」

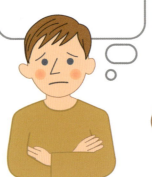

アイドン　ノウ　ウィッチ
I don't know which
デパートメント　アイニード
department I need.

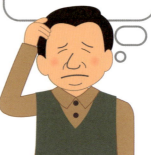

オーツーチーブーツーター
我自己不知道
ヤーカンスーマークー
要看什么科。

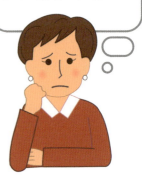

チャシニ　オヌカル
자신이 어느과를
チリョ　パタヤ　ハヌンジ
진료 받아야하는지
モルケスミダ
모르겠습니다.

会話フレーズ：症状をたずねる

　まず、体のどこに問題があるかをたずねます。細かい部分について示しやすいように、次のページに人体図があるので、指差してもらいましょう。

Q-11

 どこの具合が悪いですか？

英語
 Where is the problem ?
（ホウェア イズ ザ プロブレム）

中国語
 哪里状況不佳？
（ナーリーチンクオンブーチャー）

韓国語
 상태가 좋지 않은 곳은 어디입니까？
（サンテガ チヨジ アーヌン ゴッスン オデイミカ）

　次に、その部分にどんな違和感、症状があるのかを確認しておきましょう。体の状態や症状を表す表現をP43にまとめたので、そこから指差しで選んでもらいましょう。

Q-12

 どんな症状ですか？

英語
 What symptoms do you have ?
（ワァット スィンプトムズ ドゥ ユー ハブ）

中国語
 是什么样的症状？
（スーサーマーヤンターツンツォン）

韓国語
 어떤 증상입니까？
（オットン チョンサン インミカ）

指差し：具合の悪い部位を確認する

体のどこに異常があるか、ひと目で分かる場合もありますが、ほとんどの場合は患者さんの自己申告がないと分かりません。体のどこにどんな症状を感じているかを確認して、適切に案内しましょう。

[体の各部位] ※ 症状のある部位を指差しで選んでもらいましょう。

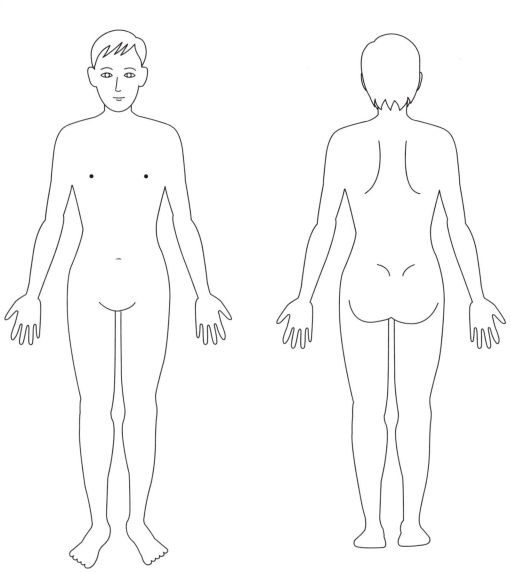

前面　　　背面

指差し：症状を確認する

　体のどこに異常があるかを確認したら、次はどんな症状なのかを確認します。痛いのか、かゆいのか、様々な症状から主なものを以下にあげるので選んでもらいましょう。

[病気・症状についての表現一覧]

日本語	英語	中国語	韓国語
痛い	Painful	痛	아프다
かゆい	Itchy	痒	가렵다
苦しい	Really painful	艰难	괴롭다
めまい	I feel dizzy	感到头晕目眩	현기증이 난다
麻痺	I am paralyzed	麻痹着	마비되고 있다
しこり	I have a lump	有疙瘩	응어리가 있다
出血	Bleeding	出血	출혈이 계속됩니다
発熱	I'm feverish	发烧	열이 있다
鼻水	I have a runny nose	流鼻涕	콧물이 나온다
咳	I can't stop coughing	咳嗽不停	기침이 멈추지 않는다
悪寒	A chill	感到发冷	오한이 난다
吐き気	Nauseous	觉得恶心	구역질이 난다
目やに	I have mucus coming out of my eyes	眼屎	눈곱이 나온다
乾く	My eyes are dry	干眼症	눈이 마른다
充血	Bloodshot eyes	眼睛充血	눈의 충혈
難聴	Difficult to hear	耳朵难听得见	귀가 들리기 어렵다
蕁麻疹	I have hives	荨麻疹	두드러기
にきび	Pimple	粉刺	여드름
肩こり	Stiff shoulder	肩酸	어깨 결림
骨折	Broken bone	骨折	골절했다
下痢	Loose bowels	腹泻	설사
便秘	Constipation	便秘	변비
吐血	Vomiting of blood	吐血	토혈
神経痛	Neuralgia	神经痛	신경통
水虫	Athlete's foot	脚癣	무좀
貧血	Anemia	贫血	빈혈
妊娠	I became pregnant	怀胎了	임신했다
不眠	I can't sleep	失眠	잠을자지못한다

診療をお断りする

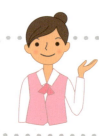
予約が必要なクリニックや受診科に予約なしで来院された場合や、適切な受診科がない場合、その他いろいろな理由で診療をお断りする場合も出てきます。診療をお断りするフレーズも必要に応じて使いましょう。

Point
- ●外国人患者の場合、適切な診療科のない病院を訪れることも多い
- ●後でトラブルになりそうな場合や適切な対応ができない場合はきっぱり断る

 会話場面：診療できないことを伝える

　日本語が分からない外国人の患者さんの場合、症状や怪我の内容とまったく異なる受診科に来てしまうこともあります。
　また、受診科はあっても、予約がなければ受診できない場合や、最初から支払いが困難だと分かっている場合、受診科が休診のときに来院した場合など、さまざまな理由で診療できないことを伝える場面が考えられます。
　このような場合は、曖昧な返事をせずにはっきりと診療をお断りする旨を伝えましょう。

よくある悩み　「何で診察してもらえない？」

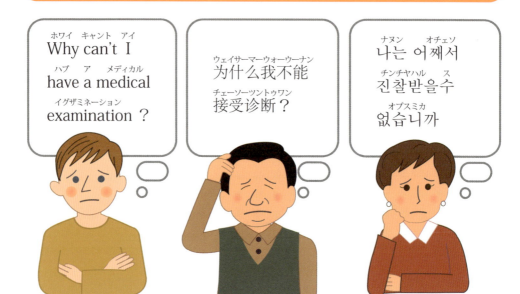

会話フレーズ：診療をお断りする

診療できない旨を伝えるフレーズです。また、ここでは診療できない理由として、受診科がない場合のフレーズにつなげています。支払いなど他の理由で最終的にお断りする場合も、S-15のフレーズでクロージングしましょう。

S-15

申し訳ありません。こちらでは診療できません。

英語
アイム ソーリー ウィ キャント トリート ユー アット ディス ホスピタル
I'm sorry. We can't treat you at this hospital.

中国語
トゥエイブーチー ツァイツーリーブーナンツーリャオ
对不起。在这里不能治疗。

韓国語
チエソンハンミダ イチョエソヌン チリョハル ス オプスミダ
죄송합니다. 이쪽에서는 진료할 수 없습니다.

S-16

当院では受診科がありません。

英語
ウィ ハブン ゴット ア チェックアップ デパートメント アット ディス ホスピタル
We haven't got a check-up department at this hospital.

中国語
ツーリーメイヨーツンリャオクー
这里没有诊疗科。

韓国語
チリョカガ オプスミダ
진료과가 없습니다.

診療申込書への記入をお願いする

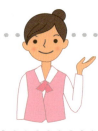

初診の外来患者さんであれば、診療申込書に記入してもらう必要があります。ほとんどの診療申込書は日本語のみで書かれていますので、ただ用紙を渡すだけでは日本語の分からない患者さんは困惑します。

Point
- 初診の外来患者さんであれば、受付時に診療申込書を渡す
- 用紙を渡す際に「診療申込書」を書いてもらいたい旨を伝える

 会話場面：診療申込書を手渡す

　病院の大きさや診療科の種類に関わらず、初診の外来患者さんには診療申込書を記入してもらいます。問診表と一体になっている場合もあると思います。いずれにせよ、日本語を理解できる患者さんであれば、ただ用紙を渡すだけでも書いてもらえますが、外国人の患者さんの場合、その用紙が何であるかも分からないことがあります。

　本来は患者さん本人に記入してもらうものですが、どうしても無理な場合は代筆をしてあげましょう。代筆をどのように進めるかは P51 以降にまとめていますので、そちらを参照してください。

よくある悩み　「この紙に何を書けばいいのだろう？」

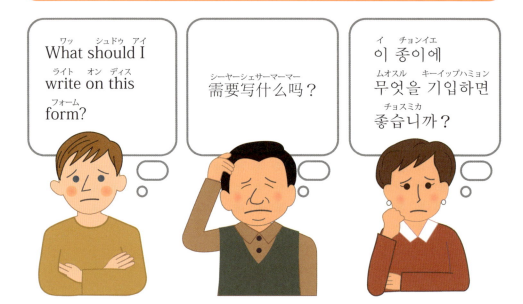

会話フレーズ：診療申込書の記入をお願いする

まずは、診療申込書を渡しながら、記入して欲しいということを伝えましょう。

S-17

 "診療申込書" に記入してください。

英語

プリーズ　フィル　アウト　ア　メディカル　　トリートメント　　アプリケーション
Please fill out a medical treatment application.

中国語

チンティエンシエ　ツンリャオシンチンスー
请填写 "诊疗申请书"

韓国語

チリョ　シンチョンソエ　キーイップヘ　チュセヨ
"진료 신청서"에 기입해 주세요.

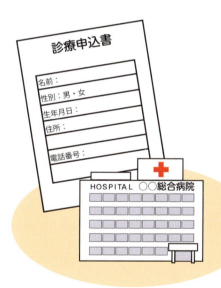
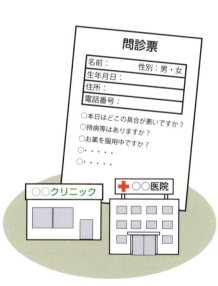

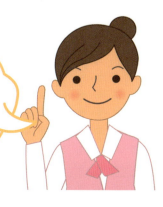
病院によって、診療申込書と問診表が
一体になっているケースもあります。
特に個人病院、クリニックなどの場合は
一体化していますが、同じように
上のフレーズを使って大丈夫です。

診療申込書への記入と代筆

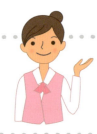

診療申込書は、名前や住所、電話番号などの連絡先を記入してもらう必要があります。それほど複雑な内容はありませんが、日本語の分からない人には説明や代筆が必要になることもあります。

Point
- 日本語かアルファベットでの記入ができるか確認する
- 本人が書けない場合、代筆してよいかたずね、必要事項を聞き出して書く

会話場面：診療申込書への記入をお願いする

　診療申込書の記入事項は名前や住所など基本的な事柄ばかりですが、日本語を理解できない患者さんの場合は、それすらも説明がなければ分からないでしょう。
　また、診療申込書の記入内容は患者さんの登録やカルテの作成に使いますので、事務員がパソコンなどに入力できるよう、日本語かアルファベットで書いてもらう必要があります。そのため、どうしても書けない場合は、こちらで発音を聞き取って名前を書き取る必要があります。

よくある悩み　「日本語が書けないがどうすればいい？」

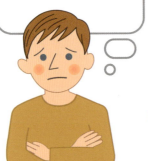

アイ キャンノット ライト
I cannot write
ジャパニーズ
Japanese.
ワッ シュドゥ アイドゥ
What should I do ?

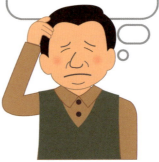

ブーフェイシェーウークー
不会写日语,
ガイツンムーバン
该怎么办？

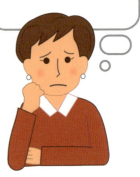

イルボンオル　スル ス
일본어를 쓸 수
オプスミダ　　オトケ
없습니다. 어떻게
ハミョン　チョスミカ
하면 좋습니까？

会話フレーズ：自分で記入できるか本人に確認する

診療申込書に記入してもらう基本情報は、患者さんの登録にも使う情報ですので正確に書く必要があります。書き間違いなどを防ぐためにも、ご本人に書いてもらうのが原則です。

Q-13

日本語またはアルファベットで記入できますか？

英語

Can you fill the form in in Japanese, or English if not ?

中国語

会写日语或罗马拼音吗？

韓国語

일본어 또는 알파벳으로 기입할수 있습니까？

A-9

はい、書けます。／いいえ、書けません。

英語

Yes, I can. ／ No, I can't.

中国語

是的。／不会。

韓国語

예, 쓸 수 있습니다. ／ 아니오, 쓸 수 없습니다.

書けないという患者さんには、次のページのフレーズで代筆を申し出ましょう。

会話フレーズ：診療申込書に記入してもらう内容

前ページの質問で、患者さん本人、あるいは付き添いの人が日本語を書ける、あるいはアルファベットで書けるという場合には、必要事項を記入してもらいましょう。

S-18

お名前、性別、生年月日、住所、電話番号等の記入をお願いします。

英語

プリーズ フィル イン ユア ネイム セックス デート オブ バース
Please fill in your name, sex, date of birth,
アドレス アンド フォーンナンバー
address and phone number.

中国語

チンティエンシェミンヅー シンビエ チューセンニエンユエルー ティーツー ティエンフアハオマータン
请填写名字，性别，出生年月日，地址，电话号码等。

韓国語

ソンハム ソルビョル センゲノーティ ジュウソ チョンフアボンホ トンウイ
성함, 성별, 생년월일, 주소, 전화 번호등의 기입을
キープル プッタカミダ
부탁합니다.

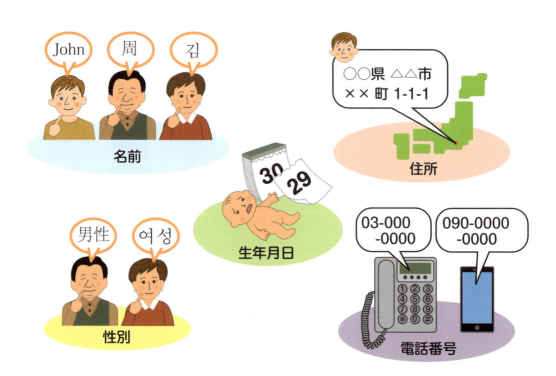

会話フレーズ：代筆を提案する

本人が日本語もアルファベットも書けない、どうしてもよく分からないという場合には、代筆を提案してみましょう。

Q-14

 代筆いたしますか？

英語
 Can I write it for you？
（キャナイ ライト イットフォー ユー）

中国語
 代替你写吗？
（ダイティーニーシェーマー）

韓国語
 대필하겠습니까？
（デピルハゲスミカ）

A-10

 はい、お願いします。／いいえ、必要ありません。

英語
 Yes, please. ／ No, it's okay.
（イエス プリーズ／ノー イッツ オーケイ）

中国語
 是的，拜托你。／不用，谢谢。
（スーター バイトーニー／ブーヨン シェーシェー）

韓国語
 예, 부탁합니다. ／아니오, 필요 없습니다.
（ネ プータックハンミダ／アニョ ピリョ オプスミダ）

会話フレーズ：代筆する

診療申込書に記入する内容について、患者さんに質問して聞き出します。まず、名前を聞きます。名前については、発音をもとにカタカナで書き取るか、英字スペルがあればメモしてもらいましょう。

Q-15

 お名前を教えていただけますか？

英語
 メイ アイ ハブ ヨー ネイム
May I have your name ?

中国語
 チンカオスーウォーミンヅー
请告诉我名字？

韓国語
 ソンハムル カルチョ チュセヨ
성함을 가르쳐 주세요？

名前を記載したら、その際に名前の呼び方を確認しておきましょう。病院やクリニックによっては、番号で診察の順番をお知らせすることもありますが、名前で呼んだときにご本人が分かるように、呼び名を確認しておくといいでしょう。

Q-16

 お名前を呼ぶときは何とお呼びすればよろしいですか？

英語
 ハウ メイ アイ アドレス ユー
How may I address you ?

中国語
 チンウンツンマーツンフー
请问怎么称呼？

韓国語
 イルムル プル テヌン モラゴ プルミョン チョスミカ
이름을 부를 때는 뭐라고 부르면 좋습니까？

まれにですが、外国の方の名前にはミドルネームなどが入り、とても長いものがあるため、記入欄に入りきらない場合があります。その場合は、名前の省略の仕方も聞きましょう。

Q-17

お名前で省略できるところはありますか？

英語

キャン ウィ ユーズア ショーター バージョン オブ ユア ネイム
Can we use a shorter version of your name ?

中国語

チンウンヨーシャオミンマー
请问有小名吗？

韓国語

イルムロ センヤ ハル ス インウン コッスン イスミカ
이름으로 생략 할 수 있는 곳은 있습니까？

以下、名前以外にも、性別や生年月日などの個人情報を聞き出していきます。特に、生年月日の情報は重要なので、聞き漏らさないようにしましょう。

S-19

生年月日を教えてください。

英語

プリーズ テル ミー ヨー デート オブ バース
Please tell me your date of birth.

中国語

チンガオスーウォーニンダチューセンニエンユエルー
请告诉我您的出生年月日。

韓国語

センニョン オルイル ルルカルチョ チューシプシヨ
생년월일을 가르쳐 주십시요.

性別は、ほとんどの場合は外見からすぐに分かると思いますが、念のためご本人に確認して記入しましょう

Q-18

性別は男性（女性）でよろしいですか？

英語

メール オア フィーメール
Male or female ?

中国語

シンビエスーナンシン（ニューシン） カーイーマー
性別是男性（女性）可以吗？

韓国語

ソンビョルウン ナムソン（ヨソン） ウロ チョスミカ
성별은 남성(여성)으로 좋습니까？

A-11

男性です。／女性です。

英語

メール フィメール
Male. ／ Female.

中国語

ナンシン ニューシン
男性。／女性。

韓国語

ナムソンイミダ ヨソン インミダ
남성입니다. ／ 여성입니다.

来院している患者さんが観光で日本を訪れている場合、住所は外国の自宅住所を聞くのか、滞在先のホテルなどの住所を聞くのか、迷うこともあると思います。病院ごとの方針や治療期間の兼ね合いなどもありますので、ケースごとにどうするか、事前に職場内で決めておくと良いでしょう。

　来日して日本に居住している方の場合は国内の住所を聞き出しましょう。場合によっては、スマートフォンや地図などで確認していくとよいでしょう。

S-20

住所を教えてください。

英語

プリーズ　テル　ミー　ヨー　アドレス
Please tell me your address.

中国語

チンカオスーウォーディーツー
请告诉我地址。

韓国語

ジュウソル　カルチョ　チュセヨ
주소를 가르쳐 주세요.

次に電話番号を聞きます。電話番号は算用数字が書ければ、メモしてもらうのが一番よいでしょう。

S-21

電話番号を教えてください。

英語

プリーズ　テル　ミー　ヨー　フォーン　ナンバー
Please tell me your phone number.

中国語

チンカオスーウォーディエンフォアハオマー
请告诉我电话号码。

韓国語

チョンフアボンホウル　カルチョ　チュセヨ
전화 번호를 가르쳐 주세요.

診察までの待ち時間を伝える

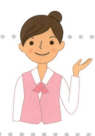

診療申込書の記入後は、診察の順番が回ってくるまで、待ち時間があることを伝えましょう。その際、予約していなかったり混んでいるために待ち時間が長くなりそうな場合はそのことも伝えます。

Point
- 診療申込書を書いた後は、名前（または番号）が呼ばれるまで待ってもらう
- 待ち時間が長くなりそうな場合は、不安にさせないよう目安の時間を伝える

会話場面：診察の順番がくるまで待ってもらう

　診療申込書を書いて終われば、ほとんどの場合、後は診察まで待ってもらうだけとなります。名前を呼ぶまで声の聞こえる範囲で待っていてもらうことになります。

　病院やクリニックによっては、非常に混雑して、待ち時間が数時間になることも珍しくありませんので、初めての外国人患者さんには、どの程度待つことになるのかおよその目安を伝えてあげましょう。

よくある悩み　「いつまで待っていればいいんだろう？」

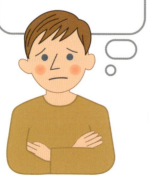

ハウ　ロング　ウィル
How long will
アイ　ハフ　トゥ　ウェイト
I have to wait ?

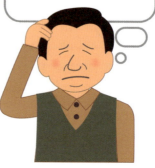

チンウンヤートゥンタースー
请问要等到什
マースーホーナー
么时候呢？

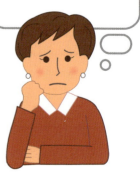

オンジェ　ガジ　　キダリゴ
언제까지 기다리고
イスミョン　チョウウルカ
있으면 좋을까?

会話フレーズ：呼ばれるまで待ってもらう

名前（または番号）が呼ばれるまで待っているように伝えます。また、患者さんは待ち時間があまりに長いと不安になるものです。どのくらい待つことになるか、およその時間が分かるのであれば、それも伝えましょう。時間の表現は、次のページにまとめてありますので、指差しで伝えられます。

S-22

カルテを作りますので椅子に座ってお待ちください。

英語

プリーズ　ハブ　ア スィート　ワイル　アイ　クリエイト ア ファイル フォー ユー
Please have a seat while I create a file for you.

中国語

インウェイツーツォーピンリー　チンツォーツァエイーツートゥンフォー
因为制作病历，请坐在椅子等候。

韓国語

カルテル　マンドゥルムロ　アンジャソ　キダリゴ　チュセヨ
카르테를 만들므로 앉아서 기다려 주세요.

S-23

名前をお呼びするまで、そちらでお待ちください。

英語

プリーズ　ウェイト　アンティル　ヨー　ネイム　イズ　コールド
Please wait until your name is called.

中国語

チャターニーミンツースー　チンサオトゥイーフェ
叫到你名字时，请稍等一会。

韓国語

イルムル　プルテガジ　クチョゲソ　キダリョ　チュセラ
이름을 부를 때까지, 그 쪽에서 기다려 주세요.

会話フレーズ：待ち時間の説明

待ち時間を聞かれたときや、前もって長時間になることを伝える際のフレーズです。時間の部分は、下の表から近いものを選んで伝えましょう。

S-24

待ち時間は、大体1時間になります。

英語

ユー キャン エクスペクト トゥ ウェイト フォー アバウト ワン アワー
You can expect to wait for about one hour.

中国語

トゥンタイスーチェンターユエイーカーシャオスー
等待时间大约一个小时。

韓国語

テギ シガヌン テゲ ハンシガニ テンミダ
대기 시간은, 대개 1시간이 됩니다.

[待ち時間を伝える際の表現]

日本語	英語	中国語	韓国語
5分	5 minutes	5分	5분
10分	10 minutes	10分	10분
30分	Half-an-hour	30分	30분
1時間	1 hour	一小时	1시간
2時間	2 hour	二小时	2시간
3時間以上	Over three hours	三小时以上	3시간이상
予測できない	Hard to say	不确定	예측할 수 없다

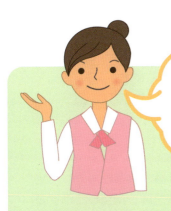

外国人の名前では、読み方や省略の仕方、呼び方など日本人の名前には見られない特徴があります。

関連知識ガイド

「外国人の名前」

外国人の名前には、日本人の名前にない特徴があります。医療機関では、外国人の名前を登録する際に、カタカナやアルファベットで記入しますが、発音が難しくてカタカナにしにくいものや、フルネームが長すぎて、所定の用紙や入力フォームに入りきらない事もあります。

このようにあまりに長い名前の場合は、ご本人に確認して、省略できる部分を聞くしかありません。

名前の長さ以外にも、名前の読み方の問題があります。例えば、イスラエルの方で、アルファベットの綴りが2通りあるケースがあります。これは、ご本人によれば、フランス語読みをした場合と、現地語読みで使い分けているからだそうです。

患者さんの名前を呼ぶときは、なるべく正確に発音しないと、本人が気づかない場合もあります。記載するだけでなく、後で名前を呼ぶ際のことも考えて、発音に沿って書く必要があります。アルファベットで名前を書いてもらって、安心してはいけません。必ず発音してもらった方がいいでしょう。私たちは、アルファベットの綴りを見ても、意外と正確な発音ができないものです。

耳で聞くと聞きなれた言葉も、アルファベットの綴りで見せられると意外と読めません。たとえば、次の例はどうでしょうか。

①Lincoln　②Buckingham　③Worcester　④Stephen　⑤Van Gogh
⑥Goethe　⑦Bach　⑧Wymondham　⑨Raleigh　⑩Tucson

①は「リンカーン」。有名な大統領のスペルです。②は「バッキンガム」、③は、ウスターソースの名前の元となった地名「ウスター」。④は「スティーブン」で、有名なホラー作家スティーブン・キング氏のスペルです。⑤は、画家「ヴァン・ゴッホ」のスペル。⑥はドイツの詩人にして文学者「ゲーテ」。⑦は音楽家「バッハ」。⑧はイギリスのノーフォーク州にある地名「ウィンダム」。⑨はアメリカ、ノースカロライナ州の地名「ローリー」。⑩も同じくアメリカの地名「ツーソン」。いくつ読めましたか？

このように、有名な地名や人物の名前ですら、綴りでみると正しく読めないものがたくさんあります。ましてや人名ともなるとさらに読めないものが増えるでしょう。

だから、アルファベットで書いてもらえたからといって安心せずに、読み方、発音は必ず本人に確認してメモを取りましょう。

うっかり聞き忘れていた場合は、綴りから発音を調べられる「Forvo」(https://ja.forvo.com/)や、欧米人の名前の綴りを入力することで、その発音を教えてくれるウェブサービス「Pronounce Names」(https://www.pronouncenames.com/) などを活用して確認してみるといいでしょう。

各診療科・診察室への案内

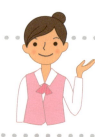

患者さんの診察順が回ってきたら、名前（または番号）を呼んで、所定の診察室を案内します。目の前に診察室がある場合は、指差して示すだけでも伝わりますが、必要に応じて説明を加えましょう。

Point
- 診察順が回ってきたら、患者さんが分かるような呼び名（番号）で呼ぶ
- 診察室が複数あったり、距離がある場合には迷わないような伝え方をする

 会話場面：各診療科・診察室への案内

　クリニックや小さめの病院であれば、診察室が受付けや待合室の目の前にあることもありますが、大きな病院では、受付けから各診療科、診察室までの距離が非常に遠く、また経路が複雑な場合があります。

　このような場合は、P39 の「受診科一覧」を参考にして、院内マップに診療科の翻訳をつけたものを作成しておき、配布できるようにしておくのもよいでしょう。

　また、離れた病室や診療科を説明する際には、P63 〜 64 の内容も参照してください。次ページではすぐに案内できる場所に診察室がある場合の会話フレーズをみていきます。

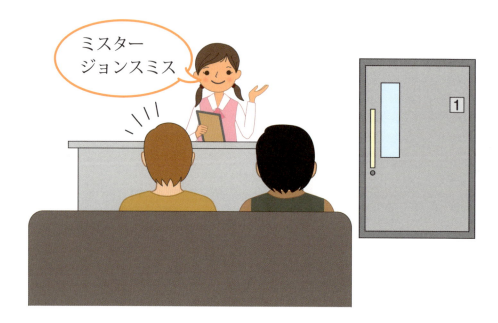

会話フレーズ：名前を呼び案内する

ここでは、具体的な例として、「1番」と番号のつけられた診察室へ案内するフレーズを紹介します。2番、3番の場合は、例文の数字の部分を変えて伝えましょう。必要に応じて応用してください。

S-25

 ○○さん。1番の診察室へどうぞ。

英語

ミスター（ミズ） プリーズ ゴー トゥ ルーム ナンバー ワン
Mr.(Ms.)○○, please go to room number one.

中国語

シェンスン ニュースー チンタウイーハウツンリャオスー
○○先生（女士）。请到1号诊疗室。

韓国語

ニン イルボーウンエ トゥロ オー シプシヨ
○○씨.1번의 진찰실에 오세요.

忙しいときは、なかなか案内することもできませんが、一人では迷いそうな場合や説明が難しいときは、案内してあげた方が早い場合もあります。その場合は、次のフレーズを使いましょう。

S-26

 ご案内いたしますのでついてきてください。

英語

プリーズ フォロー ミー
Please follow me.

中国語

チンクンウォーライ
请跟我来。

韓国語

ナル タラ オセヨ
나를 따라 오세요.

お見舞いの方への案内

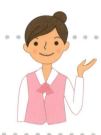
外来の患者さんとしてではなく、お見舞いで来院された方には、ここまでの内容とは違うご案内が別途必要です。特に、大きな病院では病棟や階数などの表記をしっかり伝えて、迷わないように案内しましょう。

Point
- お見舞いの方の場合は、まずは訪ね先の患者さんの名前を確認する
- 病棟名や階数など、目印となる表記をしっかりと伝える

 会話場面：お見舞いに来た方への案内

　病院によっては、お見舞いの通用口や専用窓口があることもありますので、まずはそこまでの案内をお伝えする必要があります。
　直接ご案内する場合は、来院の方のお名前や来院時間など、所定の記入が必要であればそれもお願いしましょう。そして、お見舞い先の患者さんの名前を聞いて、入院している病棟、階、病室を調べて伝えます。ここでは頻繁に使われるフレーズ3つを載せておきます。

よくある悩み 「お見舞いに来たんですが・・・」

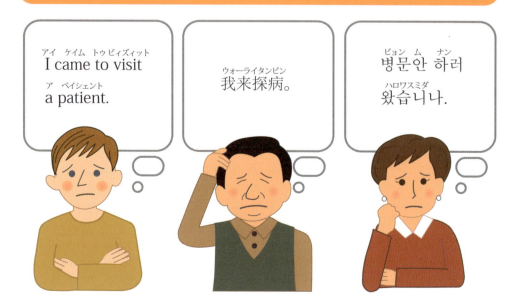

会話フレーズ：お見舞いの方への案内

まず、お見舞い先の患者さんの名前を確認します。入院されている患者さんを調べて、病棟名、階数、部屋番号など、病院の案内図や経路上の掲示を見て進めばたどり着けるよう伝えましょう。

S-27

（お見舞い先の）患者さんのお名前を教えてください。

英語

プリーズ　テル　ミー　ザ　ペイシェンツ　ネイム
Please tell me the patient's name.

中国語

チンカオスーウォーファンツーターミンヅー
请告诉我患者的名字。

韓国語

ファンジャエ　イルム　カルチョ　チュセヨ
환자분의 이름을 가르쳐 주세요.

S-28

○○棟、○階、○号室になります。

英語

ビルディング　　　　フロア　　　　ルーム
○○ building, ○○ floor, ○○ room.

中国語

ドン　　　ロウ　　　ハオス
○○栋, ○○楼, ○○号室。

韓国語

トン　　　ツン　　　ホシ
○○동, ○○층, ○○호실

病院ごとに建物の構造や呼び名は違いますし、入院患者さんの入院している棟名、階、部屋番号は、次ページの表現を参考にして、お見舞いの方に伝えてください。

総合病院などでは、入院患者さんへのお見舞いの際は、各階のナースステーションで部屋番号を聞くよう決められていることもあります。

S-29

部屋番号は各階のナースステーションでお尋ねください。

英語

プリーズ アスク ワン オブ ザ ナースィズ オン ザット フロア フォー
Please ask one of the nurses on that floor for
ザ ルム ノンバー
the room number.

中国語

ピンファンハウマーチンハンガーローターフーシーグェタイシンウン
病房号码请和各楼的护士柜台询问。

韓国語

ピョン シル プンホヌン カッツン エ ナースステーション
병실방호는 각층의 나스 스테이 션에서
エソ ムロジョシプショ
물어주십시오.

　大きな病院では、いくつもの病棟があり、慣れないと日本人でも目的の病室にたどり着けない事もあります。外国語で案内表記されている病院はまだ少ないので、どの文字を見て行けばいいのか、メモしてあげるとよいでしょう。

　病棟も、A館、B館、C館のようにアルファベットの場合もあれば、東館、西館、南館、北館のように東西南北の場合もあります。また、A棟、B棟、東棟、西棟のように棟で呼ばれる場合もあります。1号棟、1号館のように数字の場合もあるでしょう。

　各病院ごとの呼び方に合わせて、患者さんにどの表記を目印に進めばいいか分かるように伝えてあげましょう。何階に行けばいいかは、前のページのS-28のフレーズを参照してください。

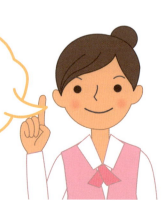

各病院ごとに病棟などの名称は異なるので、臨機応変に組み合わせましょう。目印にすべき病棟名、階、部屋番号をメモしてあげるのが一番です。

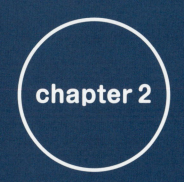

最後までバッチリ！
お会計時の案内

ここからは、外国人の患者さんが診察の後、お会計で受付に来た際の対応について、必要な会話フレーズを紹介していきます。

名前を呼び支払い額を告げる

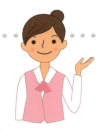

外国人の患者さんを支払い時に名前で呼ぶ場合、間違った発音や呼び方だとご本人が気づかないこともあるので、受付け時の確認が大切になってきます。支払い額は算用数字と日本円で示せば、大抵の場合通じます。

Point
- 名前を本人に分かる発音、呼び方で呼びきちんと気づいてもらう
- 支払い額は数字で分かりやすくはっきりと示す

 会話場面：診療後の支払い

　患者さんにとっては、診断や治療の不安と同時に、支払いも不安の種となります。特に外国人の方の場合は、日本の病院やクリニックでの支払いがどれくらいの額になるのか、とても心配になっていると考えられます。
　支払い額については、簡単明瞭に、合計金額を数字ではっきりお伝えしましょう。

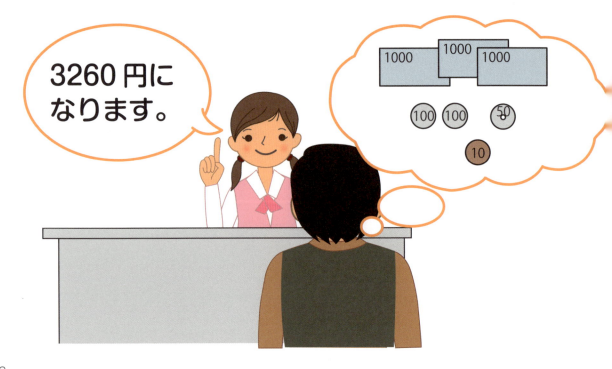

会話フレーズ：支払額を告げる

まず、受付け時に確認した発音で名前を呼び、カウンターで支払い額を提示します。下記のフレーズを伝えるか、金額を書いて示します。支払いが自動精算機の場合は、P74 を参照してください。

S-30

 お支払いは〇〇〇〇円になります。

英語
 ザ　アマウント　デュー イズ　　　　イェン
The amount due is 〇〇〇〇yen.

中国語
 ツーフーシー　　　　ルーエン
支付是〇〇〇〇日元。

韓国語
 チブルン　　　　エニ　テンミダ
지불은〇〇〇〇엔이 됩니다.

クレジットカードでの支払いを希望する外国人の方には、以下のフレーズを使いましょう。

S-31

 クレジットカードでも支払えます。

英語
 ユー　キャン　ペイ　ウィズ ア クレディット　カード
You can pay with a credit card.

中国語
 ヨンシンヨンカーイェヌーツーフ
用信用卡也能支付。

韓国語
 クレディット　カードロド　チブルハル　ス　イスミダ
크레디트 카드로도 지불할 수 있습니다.

次回の予約・注意説明

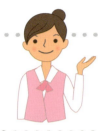

支払いの後、主にクリニックなどでは次回の診療の予約をすることも多いと思います。予約をするかどうかや、何日の何時にするか、といった確認の仕方、次回持ってくるものなどの伝え方をみていきましょう。

Point
- 次回の予約をするか確認し、予約日時を決めるための質問をする
- 診療の際に診察券と保険証など、持ってきて欲しいものを説明する

会話場面：支払いの後で、次回の予約を・・・

主に歯科などのクリニックや、個人病院、継続的な治療が必要な患者さんの場合、支払いの後に次回の予約をするケースが一般的です。そうしたときに、予約をするかどうかや、具体的に何月何日、何時から予約を入れるか質問します。

また、次回以降の診察の際に診察券や保険証を忘れず持ってきて欲しいことなどを伝えましょう。

よくある悩み 「次回はどうすればいい？」

ワッ　シュド　アイ　ドゥ
What should I do
ネクスト　タイム
next time ?

シャーツーツンヤンツォツァイハウ
下次怎样做才好？

タンポヌン　オトケ　ハミョヌン
다음반은 어떻게하면
チョスミカ
좋습니까?

会話フレーズ：次回の予約を決めてもらう

まず、次回の予約をするかどうか、確認の質問をします。

Q-19

 次回のご予約をされますか？

英語

ウッジュー　ライク　トゥ　メイク　ア　ブッキング　フォー　ネクスト　タイム
Would you like to make a booking for next time？

中国語

ヤウイーイェシャツーマー
要预约下次吗？

韓国語

タウンエ　イエヤク　ウル　ハシゲスミカ
다음의 예약을 하시겠습니까？

A-12

 はい、予約します。／いいえ、しません。

英語

イエス アイ　ウッド　　　／　ノー　　　サンキュー
Yes, I would. ／ No, thank you.

中国語

ハウター　／ブーラー　シェーシェー
好的／不了，谢谢。

韓国語

ネ　イエヤク　ハンミダ　　　アニヨ　イエヤク　ハジ　アンスミダ
예, 예약합니다. ／ 아니오, 예약하지 않습니다.

予約をすると答えた患者さんには、まず予約したい日を聞きだすために、カレンダーを見せながら次のように聞きましょう。その際、カレンダーの日にちを指差してもらうとよいでしょう。

Q-20

何日に予約をとりますか？

英語

ホワッ　デイ　　　　ウッジュー　　プリファー　フォー　ユア　　ネクスト ビズィット
What day would you prefer for your next visit ?

中国語

ヤォイーイェサーマーシーホー
要预约什么时候？

韓国語

ミュチロ　　イエヤク　　ウル　ハシ　ゲスミカ
며칠로 예약을 하시겠습니까？

次に予約したい時間を確認します。時計を示しながら希望時間を示してもらうといいでしょう。午前か午後か、間違えないように気をつけましょう。

Q-21

何時に予約をとりますか？

英語

ホワッ　タイム　イズ　ベター　　フォー　ユー
What time is better for you ?

中国語

ヤォイーイェジーテン
要预约几点？

韓国語

ミョシロ　　　イエヤク　ウル　ハシ　ゲスミカ
몇 시로 예약을 하시겠습니까？

最後に、次回の診療以降、診察券と保険証を持ってきて欲しいと伝えます。保険証は月初めだけでよいのですが、説明が多くなると混乱しますので、毎回持ってくるものと覚えてもらうのが確実です。

S-32

次回は診察券と保険証を忘れずお持ちください。

英語

プリーズ　リメンバー　トゥ　ブリング　ユア　ホスピタル　カード
Please remember to bring your hospital card
アンド　ヘルス　インシュアレンス　カード　ネクスト　タイム
and health insurance card next time.

中国語

シャーイーツ チェンブーヤォワンジーダイジェンダンピャオハンジェンカンバオシェンツン
下一次请不要忘记带诊断的票和健康保险证。

韓国語

タウムン　ルウチンチャルクワンガ　ボウウンソンウル　インチ　マルゴ
다음은 진찰권과 보험증을 잊지 말고 가져
カジョワチュセヨ
와주세요.

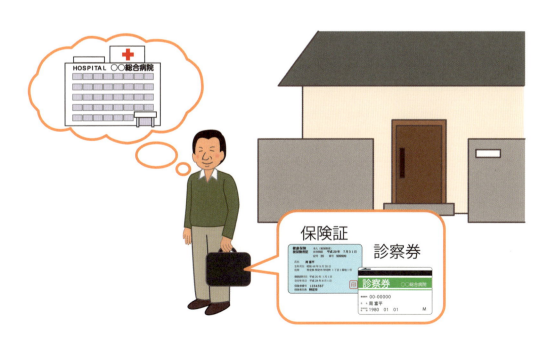

院外処方の説明と案内

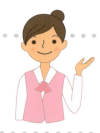

薬の処方箋が出ている場合には、支払い時に患者さんに渡します。その際も、外国人の患者さんには、医師から薬が出ていること、そして病院の外の薬局で処方箋を渡して薬をもらって欲しいことなどを伝えます。

Point
- 処方箋が出ている場合には、患者さんに渡して薬をもらうよう説明する
- 院外の薬局で処方してもらうことを理解してもらう

 会話場面：処方箋を渡す

外国人の患者さんによっては、処方箋をもらっても、それをどこに出したらいいのか分からない人も多いので、院外の薬局で薬を出してもらうことをしっかり伝えましょう。

説明が難しいと感じる場合は、Chapter 4 に掲載している「ご来院の患者様へ」に、もう少し詳しい説明が書かれていますので、コピーして配布するなど活用してください。

よくある悩み　「薬はどこでもらえばいい？」

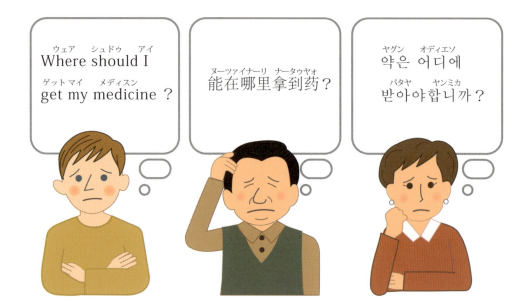

会話フレーズ：院外処方と院外薬局の説明

院外処方箋が出ていること、そしてこの処方箋を病院の外の薬局に出して薬を受け取ることなどを伝えるフレーズです。

S-33

院外処方箋がでました。病院外の薬局でこの処方箋を提出して、薬を受け取ってください。

英語
アンフォーチュネイトリー ウィ キャンノット プロバイド メディスン
Unfortunately, we cannot provide medicine
ヒア ユー ハフ トゥ ユーズ アン アウトサイド ファーマシー
here. You have to use an outside pharmacy.

中国語
ヤォファンツーライラー チンザイワイメンターヤォファンナーヤォ
药方出来了。请在外面的药房拿药。

韓国語
ワンエ チョウバンチョン ナワスミダ ピョン ウォンエ ヤクゲソ
원외 처방전이 나왔습니다, 병원외밖에 약국에서
イ チョウバンチョンウル チェッツルヘソ ヤグル バダガ ジョセヨ
이 처방전이을 제출해서 약을 받아가 주세요.

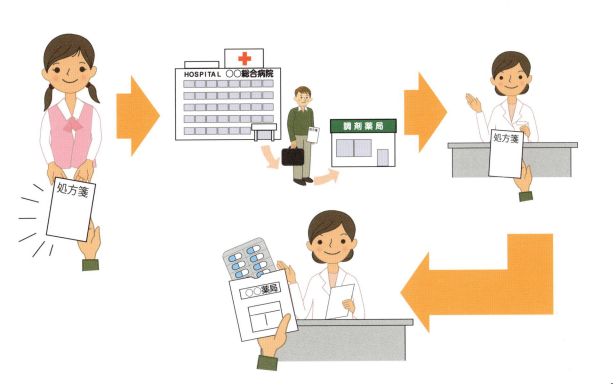

自動精算機での支払い

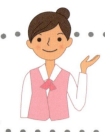

病院によっては、支払いは基本的に自動精算機で行ってもらう所も多くなっています。自動精算機での支払いになることを伝え、モニターに自分に割り当てられた番号が表示されるまで待ってもらうよう伝えます。

Point

- 自動精算機での支払いをお願いし、モニターに番号が出るまで待ってもらう
- 自動精算機の使い方が分からない患者さんには、使い方も説明する

 会話場面：自動精算機での支払い

　大きな病院では、自動精算機での支払いが一般的になっています。外国人の患者さんには、支払いを自動精算機で行うことになっていることを告げ、会計番号表示モニターに、自分の番号が表示されるまで待ってもらうよう伝えます。
　また、基本的な使い方についても簡単に説明しておいてあげると、スムーズにお会計をしてもらうことができます。

よくある悩み 「自動精算機はどう使えばいいの？」

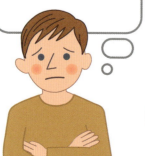

ハウ　キャナイ　ユーズ
How can I use
ザ　　　ペイメント
the payment
メディスン
machine ?

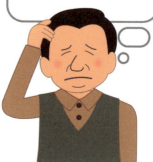

ツンマーヨンツードンフークァンジー
怎么用自动付款机？

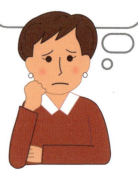

チャドン　チョンサンギヌン
자동정산기는
オトケ　　サーヨン　ハンミカ
어떻게 사용합니까?

会話フレーズ：自動精算機の案内

支払いを自動精算機でして欲しい旨を伝えましょう。すぐに支払いができるわけではなく、自分の番号が会計番号表示モニターに表示されるまで待ってもらうことも伝えます。

S-34

 あちらの自動精算機でお支払いください。

英語
プリーズ ペイ ユア ビル ユーzィング ザ マシーン オーヴァー ゼア
Please pay your bill using the machine over there.

中国語
チンヨンツードンフークァンジーツーフー
请用自动付款机支付。

韓国語
チョンチョゲ チャドン チョンサンギロ ジブル ヘ チューシプシヨ
저쪽의 자동 정상기로 지불 해주십시요.

S-35

 会計番号表示モニターにご自分の番号が表示されると、支払いが可能になります。

英語
プリーズ ウェイト アンティル ユー スィー ユア ナンバー オン ザ モニター アンド ゼン キャン ユー ゴー アヘッド アンド ペイ
Please wait until you see your number on the monitor, and then can you go ahead and pay.

中国語
ピンムーシャン フェシェンシー ツージターフークァンハウマー ジョークーイーツーフー
屏幕上会显示自己的付款号码，就可以支付。

韓国語
フェーゲ プンホピョ モニタ エ チャシエ プンホガ ピョシ テミョン チブリ カ ヌン ハンミダ
회계 번호표 모니터에 자신의 번호가 표시되면, 지불이 가능합니다.

会話フレーズ：自動精算機の使い方

自動精算機の使い方が分からないといけないので、簡単に使い方を説明しましょう。どの精算機でも基本的には共通なので、次のように説明していきます。

S-36

 診察券を機械に入れてください。

英語

プリーズ　プッチュア　ホスピタル　カード　イントゥ　ザ　マシーン
Please put your hospital card into the machine.

中国語

チンバーメンツンカー　ファンルージーチーリメン
请把门诊卡放入机器里面。

韓国語

チンチャルコヌル　キゲ エ　ノウ　チューシプシヨ
진찰권을 기계에 넣어 주십시요.

S-37

 支払額が表示されるのでお金を入れてください。

英語

ワッチュー　ハフ トゥ ペイ ウィル ビー　ディスプレイド
What you have to pay will be displayed.
ゼン　プリーズ ディポズィット ザット　アマウント
Then, please deposit that amount.

中国語

チンファンルーピンムーシャンシェンシーダージンアー
请放入屏幕上显示的金额。

韓国語

チブルクメキ　ピョシ テミョン　チブルクメウル　ノウ チューシプシヨ
지불금액이 표시되면 지불금액을 넣어주십시요.

最後に、領収書や明細書、お釣りなどが出てくる場合があるので、確認をするよう促しましょう。

S-38

 領収書、明細書を受け取り、お釣りがないか確認しましょう。

英語

プリーズ　テイク　ヨー　リシート　アンド　チェンジ
Please take your receipt and change.

中国語

チンチェールンソージー、ミンシーハンザウリン
请确认收据，明细和找零。

韓国語

ヨンスジュン　ミョンセソル　パタ　カシゴ　チャンドニ　ナマ　インヌンジ
영수증, 명세서를 받아, 가시고 잔돈이 남아있는지
ファギンヘ　チョ　シプシヨ
확인해주십시요.

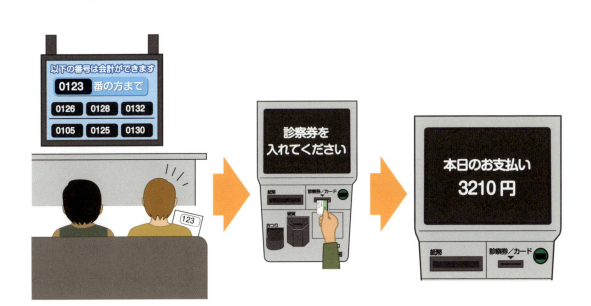

関連知識ガイド

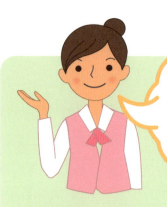

本書以外にも、インターネットで活用できる翻訳サイトや、手書き文字入力サイト、診療申込書の多言語版などWeb情報も活用しましょう。

「外国人患者さんの対応に役立つWebサイト」

翻訳サイト

以前は、翻訳サイトの翻訳は非常に精度が悪く、簡単な文章でもまったくデタラメな翻訳になってしまうと言われていましたが、最近は翻訳の精度がかなりあがっているようです。日本語と外国語に相互翻訳するなどして、意味がきちんと通る表現を工夫すればある程度は使えます。

- エキサイト翻訳　https://www.excite.co.jp/world/
- Google 翻訳　https://translate.google.co.jp/?hl=ja
- Weblio 翻訳　http://translate.weblio.jp/
- Infoseek マルチ翻訳　http://translation.infoseek.ne.jp/
- Bing 翻訳　https://www.bing.com/translator/

中国語・韓国語の手書き入力サイト

中国語の一部の漢字や、韓国語のハングル文字は、入力しようとしてもそのままでは変換できないと思います。正確な字を探したいときは、以下の手書き入力ができるサイトや、スマートフォンなどのアプリを利用するとよいでしょう。

- nciku　（中国語の辞書サイト。検索窓の右側にある筆アイコンをクリックすると手書きパレットが表示され、マウスのアイコンで手書きできる）http://www.nciku.com/
- Weblio 翻訳　（翻訳サイト。検索窓の右側にある鉛筆アイコンをクリックすると手書きパレットが表示される。中国語、韓国語など手書きの文字を入力したいときに重宝する）http://kjjk.weblio.jp/

診療申込書など（日本語・英語・中国語・ポルトガル語・スペイン語対応）のダウンロード

厚生労働省のホームページに「外国人向け多言語説明資料一覧」があり、診療申込書をはじめ、各種の書類の各国語版が用意されています。ダウンロードして使ったり、あるいは各病院・クリニックの仕様に合わせたフォームを作成する際にとても参考になると思います。

http://www.mhlw.go.jp/stf/seisakunitsuite/bunya/0000056789.html

chapter 3

しっかり対応！
トラブル ＋ 再診受付

外国人の患者さんにありがちなトラブルへの対応とその際に必要な会話フレーズ、そして再診で訪れた方への受付対応のフレーズを紹介します。

支払い困難な患者さんへの対応

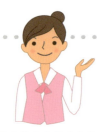

外国人の患者さんとの間で最も多いトラブルのひとつが、支払いの問題だといわれています。支払いができない、お金が不足している、といった患者さんには、いつまでに、いくらまで払えるか確認しましょう。

Point
- 保険外併用療養費、自費診療が必要な場合は、受付時に払えるか確認する
- 当日どうしても支払いができない人には、支払い期限などを確約してもらう

会話場面：支払いができない患者さんへの対応

　所持金が不足していて、その場で支払えない外国人の患者さんへの対応としては、いつまでに払えるか、今いくらまでなら払えるかを確認し、払える分だけ払ってもらい、後日改めて支払いに来てもらいます。

　また、支払い時にこのようなことにならないよう、例えば紹介状を持たずに来た患者さんには、受付の時点で、保険外併用療養費がいくらかかるか説明しましょう。また、同じように保険証のない患者さんには、自費診療で１０割負担になること、およその金額を前もって伝えておくようにします。

よくある悩み 「お金が足りない・・・」

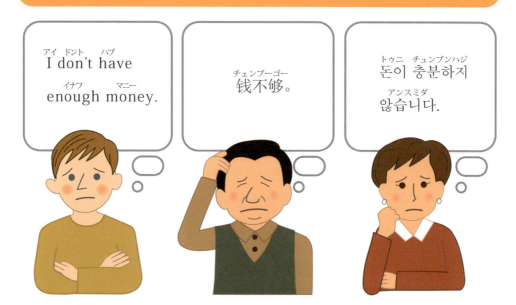

会話フレーズ：支払い能力・支払い日の確認

まずは、支払いができるか、できないかの確認をしましょう。

Q-22

 お支払いできますか？

英語
 キャン ユー ペイ
Can you pay ?

中国語
 ニーノンツーフーマー
你能支付吗？

韓国語
 タンミーヌン　チブルハルヌル　イスミカ
당신은 지불 할 수 있습니까？

A-13

 はい、払えます。／いいえ、払えません。

英語
 イエス アイ キャン　　ノー アイ キャント
Yes, I can. ／ No, I can't.

中国語
 コーイター　ブーシン
可以的。／不行。

韓国語
 ネ　チブル　ハゲスミダ　　アニヨ　チブル　ハルス　オプスミダ
예, 지불 하겠습니다. ／아니요, 지불할 수 없습니다.

　支払える、ということであればこれで解決ですが、払えません、という答えだった場合には、今払える分だけでも払ってもらいます。次ページ以降を参考にしてください。

全額は払えないという場合でも、この場でいくらまでなら払えるかをまず確認しましょう。およそ払える額を下から選んでもらいましょう。その上で、次ページのように、いつまでに残りを払ってもらえるか確認します。

Q-23

いくらなら払えますか？

英語

ハウ　マッチ　キャン　ユー　ペイ　ナウ
How much can you pay now?

中国語

ニーノンフートゥシャウチェン
你能付多少钱？

韓国語

オルマラミョン　チブルハルスル　イスミカ
얼마라면 지불할 수 있습니까?

[金額の表現の例]

日本語	英語	中国語	韓国語
千円まで	Up to 1,000 yen	到1,000日元	1,000엔까지
2千円まで	Up to 2,000 yen	到2,000日元	2,000엔까지
3千円まで	Up to 3,000 yen	到3,000日元	3,000엔까지
5千円まで	Up to 5,000 yen	到5,000日元	5,000엔까지
1万円まで	Up to 10,000 yen	到10,000日元	10,000엔까지
3万円まで	Up to 30,000 yen	到30,000日元	30,000엔까지
半額まで	Half of the payment	到半价	반값까지

残りの支払いをいつまでにしてもらえるか、具体的な日にちを決めてもらいましょう。期日の表現の例を載せますので、指差してもらうか、カレンダーの日付を指差してもらいましょう。観光客などの場合、帰国してしまうこともあるので、なるべく早く払ってもらうようにします。

Q-24

 いつまでに払えますか？

英語
 When can you pay by ?
（ウェン キャン ユー ペイ バイ）

中国語
 什么时候你能付钱？
（サーマーシーホーニーノンフーチェン）

韓国語
 언제까지 지불할 수 있습니까？
（ウンジエガジ ジブル ハルス イスミカ）

[期日の表現の例]

日本語	英語	中国語	韓国語
明日まで	By tomorrow	明天为止	내일까지
明後日まで	By the day after tomorrow	后天为止	모레까지
3日後まで	Three days later	三天后	3일뒤까지
今週中	During the week	这周	이번주까지
来週中	During next week	下周	다음주까지
今月中	During this month	这个月	이번달까지
来月	Next month	下个月	다음달까지

時間外の来院

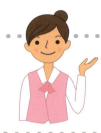
支払いのトラブルと同様に多いのが、時間外の来院です。予約をせずに来院する患者さんのうち、外来診療の時間外に来る人が1割以上もいるといわれています。外来時間内に来てもらうよう説明しましょう。

Point
- 外来時間を過ぎてからの来院は、きっぱりとお断りする
- 外来の受付け時間を具体的に指し示し、時間内に来るよう伝える

 会話場面：外来受付の時間の来院

　外来の受付け時間を覚えてもらうためにも、時間外に来院した患者さんにはきっぱりと受付けできないことを伝えましょう。また、院内にある外来受付け時間の表示や、外来時間をメモして見せ、その時間内に改めてくるよう伝えます。

よくある悩み 「時間外でも診察してもらえる？」

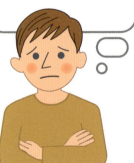

キャナイ シー
Can I see
ザ　ドクター
the doctor
アウト オブ アワーズ
out of hours？

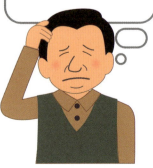

カンツンシージェンワイコー
看诊时间以外可
イカンマー
以看吗？

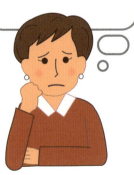

シガン イウェエド
시간의 외에도
チンチャパドゥルス
진찰받을 수
イスミカ
있습니까？

会話フレーズ：時間外の対応

まず、時間外なので受付できないことを告げ、次に各病院、クリニックの外来受付時間を示して、その時間内に改めて来てもらえるよう伝えましょう。

S-39

時間が過ぎているので受付はできません。

英語

ウィ　キャンノット　メイク　アン　アポイントメント　アウトサイド
We cannot make an appointment outside
レギュラー　アワーズ
regular hours.

中国語

インウェイシージェンイチャウクォ　ブーノーカンラー
因为时间已超过，不能看了。

韓国語

シガニ　チナヌムロ　チョプス ヌン ハルス オプスミダ
시간이 지났으므로 접수는 할 수 없습니다.

S-40

外来の時間に改めて来てください。

英語

プリーズ　トライ　アゲン　ウィズイン　レギュラー　オープニング　アワーズ
Please try again within regular opening hours.

中国語

チンシャーツカンツンターシージェンザイライ
请下次看诊的时间再来。

韓国語

ウェレ シガネ マ　チョソ ワ チャーシプショ
외래시간에 맞춰서 와 주십시오.

突然入院になった場合

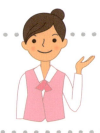

入院の場合、各病院、各診療科ごとに手続きの流れや手続き内容がかなり違ってきますので、ここではほとんどの場合に共通して発生する、入院時の預かり金についてのフレーズを扱います。

Point
- 突然入院になった外国人の患者さんの場合、お金や手続きの不安がある
- 入院時に必要なお金として、預かり金があることを説明する

会話場面：入院時に必要なお金の説明

入院はさまざまなケースが考えられ、その全てについて細かく説明するのは難しいと思います。ただ、ほとんどの場合に必要なことのひとつとして、預かり金の説明があります。患者さんが突然入院と言われた場合には、特に預かり金があることを説明し、その時点で支払えるかどうか確認します。

よくある悩み 「入院と言われたが、どうしたらいい？」

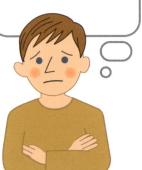

アイ ワズ トールドトゥ
I was told to
ステイ イン ホスピタル
stay in hospital.
ワァッ ドゥアイドゥ
What do I do ?

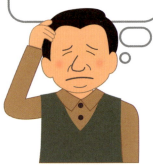

ベイトンツヤォツゥーイェンラー
被通知要住院了,
ガイツンマーバン
该怎么办？

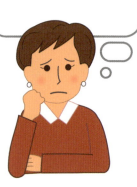

イボン イラゴ トオーロヌンデ
입원이라고들었는데
オトケ ハミョン テンミカ
어떻게하면 됩니까?

会話フレーズ：預かり金について説明する

預かり金があることを伝え、支払えるかどうか確認するフレーズです。

Q-25

預かり金がありますが、支払えますか？

英語

キャン ユー ペイ ア ディポズィット
Can you pay a deposit ?

中国語

シーヤォフーディンジン ノゥンフーマー
需要付订金，能付吗？

韓国語

イエタクミ　　　イスミダマン　　　チブル　ハルス　イスミカ
여탁금이 있습니다만, 지불할 수 있습니까 ?

A-13

はい、払えます。／いいえ、払えません。

英語

イエス アイ キャン　　ノー アイ キャント
Yes, I can. ／ No, I can't.

中国語

シーター クォーイ　　ブー ブーシン
是的，可以。／不，不行。

韓国語

ネ　チブル　ハゲスミダ　　　アニヨ　　チブル　ハルス　オプスミダ
예, 지불 하겠습니다. ／아니요, 지불할 수 없습니다.

再診の患者さんの受付

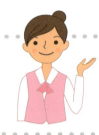

再診の患者さんの場合、クリニックや小さい病院では、受付け窓口で診察券と保険証を出してもらい、前回と同様の診察か確認します。大きな病院では、自動受付機の場合が多いので、そちらへの案内をしましょう。

Point
- クリニックなどでは診察券、保険証を出してもらい、診察内容の確認をする
- 総合病院など大きな病院では自動受付機の案内と使い方の説明をする

会話場面：再診で来院した患者さんへの対応

外国人の患者さんも、再診時は初診のときよりもいく分慣れていると思いますが、受付けでの流れが初診時とは違うので、説明が必要になると思います。

クリニックや小さい病院では、来院のたびに受付窓口で診察券を出してもらい、月はじめには保険証の提示を求めます。また、その際に、前回と同様の治療でよいか確認することもあります。

大きな病院では、自動受付機が一般的ですので、自動受付機の場所を教え、診察券を入れて受付をするよう伝えます。

よくある悩み　「来るのは２度目だけどどうしたらいい？」

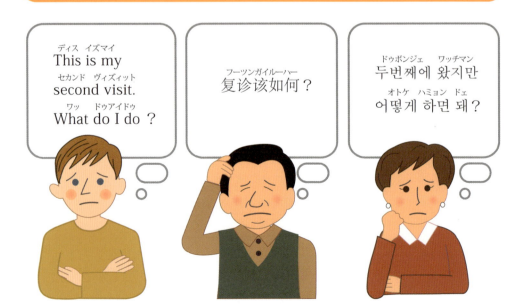

ディス イズマイ
This is my
セカンド ヴィズィット
second visit.
ワッ ドゥアイドゥ
What do I do ？

フーツンガイルーハー
复诊该如何？

ドゥボンジェ　ワッチマン
두번째에 왔지만
オトケ　ハミョン　ドェ
어떻게 하면 돼？

会話フレーズ：クリニックでの再診受付

診察券と保険証を預かり、保険証をお返しするというやり取りです。

S-41

 診察券と保険証をお預かりします。

英語

プリーズ　ショー　ミー　ヨー　ホスピタル　カード　アンド
Please show me your hospital card and
ヘルス　インシュアレンス　カード
health insurance card.

中国語

ハンニーソーメンジェンカハンバウシェンツン
和您收门诊卡和保险证。

韓国語

チンチャルクン　カ　ボウフンツン　ウルチャンシマコ　イケスミダ
진찰권과 보험증을 잠시맡고 있겠습니다.

S-42

 先に保険証をお返しします。

英語

ヒアズ　ヨー　ヘルス　インシュアレンス　カード
Here's your health insurance card.

中国語

シェンファンニーバウシェンツン
先还您保险证。

韓国語

ムンジョ　ボウフンツン　トリョ　トリゲスミダ
먼저 보험증을 돌려 드리겠습니다.

また、クリニックなどでは、受付けの際に診察内容（症状）が前回と同じかどうか確認することもありますので、その場合はP91のQ-26のフレーズを使いましょう。

会話フレーズ：自動受付機がある場合

自動受付機がある病院の場合は、自動受付機の位置を教え、そこで機械に診察券を入れて受付けをするよう伝えます。

S-43

あちらの自動受付機で受付を済ませてください。

英語

プリーズ　ユーズ　ザ　マシーン　オーヴァー　ゼア
Please use the machine over there.

中国語

チンシェンヨンナーベンターツードンジーチーチェルン
请先用那边的自动机器确认。

韓国語

ツチョゲ　チャドン　チョプスギ　エソ　チョプスル　クンネ　チョーシプシヨ
저쪽의 자동접수기에서 접수를 끝내 주십시오.

S-36

診察券を機械に入れてください。

英語

プリーズ　プッチュア　ホスピタル　カード　イン　ザッ　マシーン
Please put your hospital card in that machine.

中国語

チンバーメンツンカーファンルージーチーリメン
请把门诊卡放入机器里面。

韓国語

チンチャルコヌル　キゲ　エ　ノウ　チューシプシヨ
진찰권을 기계에 넣어 주십시오.

会話フレーズ：再診目的の確認

今回の診察が、前回の症状と同じ症状の診察かどうかを確認します。

Q-26

 今回は前回と同じ症状の診察でよろしいですか？

英語
 Have any of the symptoms changed？
（ハブ　アニィ　オブ　ザ　スィンプトムズ　チェンジ）

中国語
 这次和上次的症状一样吗？
（ザーツハンシャンツタージェンザンイーヤンマー）

韓国語
 이번에도 저번과같은 증상의 진찰을 해도 좋습니까？
（イボンエド　ツォボンガ　カットゥン　チョンサエ　チンチャル　ヘドチョスミカ）

A-14

 はい、同じです。／いいえ、違います。

英語
 No, they haven't. ／ Yes, they have.
（ノー　ゼイ　ハブント　イエス　ゼイ　ハブ）

中国語
 是的，一样。／不是，不一样。
（シーター　イーヤン　ブーシ　ブーイーヤン）

韓国語
 예, 같습니다. ／ 아니요, 틀립니다.
（ネ　カスミダ　アニヨ　トゥルリシダ）

診断書を求められた場合

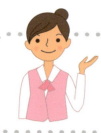

診察後に患者さんから診断書を求められるケースもあります。医師の診察の際に、直接医師に依頼してもらうべきなのですが、可能であればすぐに医師に確認をとり、作成できるか患者さんにお伝えしましょう。

Point
- 診察後に診断書を求められた場合は、可能であれば医師に確認して回答する
- 診断書は自費になることを説明し、書類受付に行ってもらう

会話場面：診察後に診断書を求められた場合

外国人の患者さんの場合、診断書が欲しいというケースがよくあります。しかし、いつ切り出せばよいのか分からず、結局診察が終わって支払いの段階で求めてくることがあります。診察時に医師に直接依頼してもらうのが原則ですが、その場で確認ができるのであれば、医師に確認しましょう。
また、診断書は診療代とは別途費用がかかり、自費であることも説明しましょう。

よくある悩み 「診断書が欲しいんです」

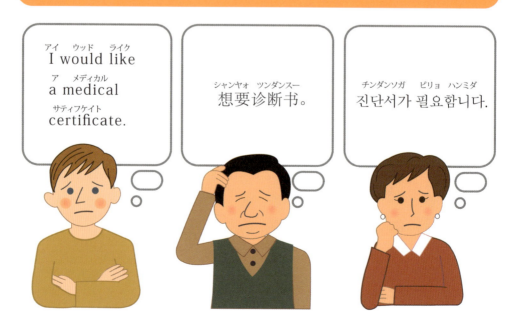

アイ ウッド ライク ア メディカル サティフケイト
I would like a medical certificate.

シャンヤォ ツンダンスー
想要诊断书。

チンダンソガ ピリョ ハンミダ
진단서가 필요합니다.

会話フレーズ：診断書について

すぐに確認できるようであれば、医師にすぐに書いてもらえるか確認します。立て込んでいてすぐ対応できない場合には、下の S-45 のフレーズで回答しましょう。

S-44

今、医師に確認します。少々お待ちください。

英語

アイ ウィル アスク ザ　ドクター　　プリーズ　ウェイト
I will ask the doctor. Please wait.

中国語

シェンザイハンイーセンチェールンチンシャウトゥン
现在和医生确认。请稍等。

韓国語

　　グン　　ウィサエゲ　　フアギンハンミダ　チョグン　モダリヨ　チュセヨ
지금, 의사에게 확인합니다. 조금 기다려 주세요.

S-45

すぐに書くのは難しいです。

英語

イッツ ディフィカルト トゥ　プリペア　ワン　クイックリー
It's difficult to prepare one quickly.

中国語

ヘンナンリークォシェツーライ
很难立刻写出来。

韓国語

　パロ　　スヌン　コスン　オーリョッタ
바로 쓰는 것은 어렵다.

診断書は、別途自費で払ってもらう必要があることをしっかり伝えましょう。

S-46

診断書は自費になります。

英語

ユー　ハブ　トゥ　ペイ　フォー　ア　メディカル　サティフィケート
You have to pay for a medical certificate.

中国語

ジェンダンスーシージーフェーター
诊断书是自费的。

韓国語

チンダンソヌヌン　チャギ　プダングミチンミダ
진단서는 자기 부담이 됩니다.

大きい病院では書類受付があるので、診断書の受け取りはそちらで行ってもらうよう伝えます。

S-47

あちらの書類受付に行ってください。

英語

プリーズ　ゴー　トゥー　ザ　アドミニストレーション　エリア　オーヴァー　ゼア
Please go to the administration area over there.

中国語

チンチーナーベンターウンジェングェイタイー
请去那边的文件柜台。

韓国語

チョチョゲ　ソリュ　チョプス　チャンゴエ　カ　チューシプシヨ
저쪽의 서류 접수 창고에 가 주십시요.

chapter 4

これだけで OK！
3ヶ国語対応 指差し会話

ここまで紹介してきた会話フレーズを、コンパクトにまとめて、一覧にしてありますので、コピーして手元に置いておけば、本書がなくても指差し会話ができます。患者さんに配布できる資料も活用してください。

指差し会話フレーズ一覧

本文中に出てきた指差し会話のフレーズを一覧にして初診時、会計時、再診時＆トラブル対応でそれぞれについて質問（Q）、回答（A）、平文（S）別にまとめています。

【初診時対応会話フレーズ】

Q-1 → A-1 本文 P17	日	初めていらっしゃいましたか？
	英	Is this your first visit here ?
	中	你是第一次来这里吗？
	韓	이쪽에 오는 것은 처음입니까?
Q-2 → A-2 本文 P18	日	本日は診察でよろしいでしょうか？
	英	Do you want medical consultation today ?
	中	今天是来看诊的吗？
	韓	오늘은 진찰로 좋습니까?
Q-3 → A-3 本文 P19	日	どなたかのお見舞いですか？
	英	Are you here to visit someone ?
	中	是要来探病的吗？
	韓	누군가의 병문안입니까?
Q-4 → A-4 本文 P22	日	ご予約はしてありますか？
	英	Do you have an appointment ?
	中	预约了吗？
	韓	예약은 하셨습니까?

Q-5 本文 P23	日	ご予約されたお名前を教えていただけますか？
	英	Can you give me your name, please？
	中	预约的名字告诉我好吗？
	韓	예약하신 이름을 가르쳐 주시겠습니까？
Q-6 → A-5 本文 P27	日	紹介状をお持ちですか？
	英	Do you have a letter of introduction？
	中	有介绍信吗？
	韓	소개장은 가지고 계십니까？
Q-7 → A-6 本文 P33	日	保険証はお持ちですか？
	英	Do you have a health insurance card？
	中	有保险证吗？
	韓	보험증은 가지고 계십니까？
Q-8 → A-7 本文 P35	日	保険証をお持ちでない場合、料金は全て自己負担になりますが、よろしいですか？
	英	When you don't have a health insurance card, you have to pay in full. Is that okay？
	中	在没有保险证的时候，费用一切是自己负担，可以吗？
	韓	보험증을 가지고 계시지 않을 경우, 요금은 모두 자기 부담입디다만, 좋습니까？
Q-9 → A-8 本文 P37	日	受診したい科はありますか？
	英	Do you know which department you need？
	中	有想看的科吗？
	韓	당신이 수진하고 싶은 것은 어느 진료과입니까？

Q-10 本文 P38	日	どの科を受診されますか？
	英	Which department do you require？
	中	想看哪一科呢？
	韓	당신이 수진하고 싶은 것은 어느 진료과입니까？
Q-11 本文 P41	日	どこの具合が悪いですか？
	英	Where is the problem？
	中	哪里狀況不佳？
	韓	상태가 좋지 않은 곳은 어디입니까？
Q-12 本文 P41	日	どんな症状ですか？
	英	What symptoms do you have？
	中	是什么样的症状？
	韓	어떤 증상입니까？
Q-13 → A-9 本文 P49	日	日本語またはアルファベットで記入できますか？
	英	Can you fill the form in in Japanese, or English if not？
	中	会写日语或罗马拼音吗？
	韓	일본어 또는 알파벳으로 기입할수 있습니까？
Q-14 → A-10 本文 P51	日	代筆いたしますか？
	英	Can I write it for you？
	中	代替你写吗？
	韓	대필하겠습니까？

Q-15 本文 P52	日	お名前を教えていただけますか？
	英	May I have your name ?
	中	请告诉我名字？
	韓	성함을 가르쳐 주세요？
Q-16 本文 P52	日	お名前を呼ぶときは何とお呼びすればよろしいですか？
	英	How may I address you ?
	中	请问怎么称呼？
	韓	이름을 부를 때는 뭐라고 부르면 좋습니까？
Q-17 本文 P53	日	お名前で省略できるところはありますか？
	英	Can we use a shorter version of your name ?
	中	请问有小名吗？
	韓	이름으로 생략 할 수 있는 곳은 있습니까？
Q-18 → A-11 本文 P54	日	性別は男性（女性）でよろしいですか？
	英	Male or female ?
	中	性別是男性（女性）可以吗？
	韓	성별은 남성(여성)으로 좋습니까？
A-1 → Q-1 本文 P17	日	はい、初めてです。／いいえ、以前来ています。
	英	Yes, it is. ／ No, it isn't.
	中	是的，第一次。／不是，以前来过。
	韓	예 처음 입니다. ／ 아니요 전에도 왔었 습니다.

A-2 → Q-2 本文 P18	日	はい、診察をお願いします。／いいえ、違います。
	英	Yes, please. ／ No, thanks.
	中	是的，麻烦您。／不是。
	韓	예, 진찰을 부탁합니다. ／ 아니오, 다릅니다.
A-3 → Q-3 本文 P19	日	はい、お見舞いです。／いいえ、違います。
	英	Yes, I am. ／ No, I'm not.
	中	是的，我要探病。／不是。
	韓	예, 병문안입니다. ／ 아니오, 다릅니다.
A-4 → Q-4 本文 P22	日	はい、しています。／いいえ、していません。
	英	Yes, I do. ／ No, I don't.
	中	是的，有预约。／没有。
	韓	예.예약 했습니다. ／ 아니오 예약하지 않았습니다.
A-5 → Q-6 本文 P27	日	はい、持っています。／いいえ、持っていません。
	英	Yes, I have. ／ No, I haven't.
	中	是的，有的。／没有。
	韓	예, 가지고 있습니다. ／ 아니오, 가지고 있지 않습니다.
A-6 → Q-7 本文 P33	日	はい、持っています。／いいえ、持っていません。
	英	Yes, I do. ／ No, I don't.
	中	是的，有的。／没有。
	韓	예, 가지고 있습니다. ／아니오, 가지고 있지 않습니다.

A-7 ➡ Q-8 本文 P35	日	はい、構いません。／いいえ、嫌です。
	英	Yes, that's okay. ／ No.
	中	是的，没有关系。／不，不想要。
	韓	예, 상관하지 않습니다. ／ 아니오, 싫습니다.
A-8 ➡ Q-9 本文 P37	日	はい、あります。／いいえ、ありません。
	英	Yes, I do. ／ No, I don't.
	中	是的，有的。／没有。
	韓	예, 있습니다. ／아니오, 없습니다.
A-9 ➡ Q-13 本文 P49	日	はい、書けます。／いいえ、書けません。
	英	Yes, I can. ／ No, I can't.
	中	是的。／不会。
	韓	예, 쓸 수 있습니다. ／ 아니오, 쓸 수 없습니다.
A-10 ➡ Q-14 本文 P51	日	はい、お願いします。／いいえ、必要ありません。
	英	Yes, please. ／ No, it's okay.
	中	是的，拜托你。／不用，谢谢。
	韓	예, 부탁합니다. ／아니오, 필요 없습니다.
A-11 ➡ Q-18 本文 P54	日	男性です。／女性です。
	英	Male. ／ Female.
	中	男性。／女性。
	韓	남성입니다. ／ 여성입니다.

S-1 本文 P13	日	おはようございます。
	英	Good morning.
	中	你好。
	韓	안녕하세요.
S-2 本文 P13	日	こんにちは。
	英	Good afternoon.
	中	你好。
	韓	안녕하세요.
S-3 本文 P14	日	何かお困りですか？
	英	How can I help you ?
	中	请问需要帮忙吗？
	韓	무엇을 도와드릴까요？
S-4 本文 P14	日	こちらでご案内します。
	英	Let me show you the way.
	中	这里可以替您服务。
	韓	여기에서 안내해 드리겠습니다.
S-5 本文 P24	日	声をかけるまでお待ちください。
	英	Please wait here until you are called.
	中	叫到你名字时，请稍等一会。
	韓	부를때까지 기다려 주세요.

S-6 本文 P24	日	確認しましたが、ご予約されてないようです。
	英	I checked your name, but couldn't find an appointment.
	中	确认过后，您没有预约。
	韓	확인했습니다만, 예약하시지 않은 것 같습니다.
S-7 本文 P25	日	予約なしで診察は受けられますが、お待ちいただきます。
	英	You can see a doctor without an appointment, but it may take some time.
	中	没有预约也可看诊，请稍等一会。
	韓	예약이 없어도 진찰을 할 수 있습니다 만 기다려주십시오.
S-8 本文 P25	日	ご予約だけして、改めて来てください。
	英	Please only book and please come again.
	中	只接受预约，请改天再来。
	韓	예약만 하고, 재차 와 주세요.
S-9 本文 P29	日	紹介状がない場合には"保険外併用療養費"がかかります。
	英	When there is no letter of introduction, you're charged for medical expenses and any treatment outside insurance coverage.
	中	没有介绍信的话，需要保险以外的医疗费。
	韓	소개장이 없으면 "보험외 병용 요양비" 제도가 걸립니다.
S-10 本文 P29	日	国の決まりで支払うことになっています。
	英	Unfortunately, these are the Japanese rules. You would have to pay.
	中	国家的规定要支付的。
	韓	일본의 규칙으로 지불하게 됩니다.

S-11 本文P30	日	"保険外併用療養費"は〇〇〇〇円かかります。
	英	The total bill for medical expenses and treatment comes to 〇〇〇〇 yen.
	中	"保险外的医疗费用"需要〇〇〇〇日元。
	韓	"보험외 병용 요양비"는〇〇〇〇엔이됩니다.
S-12 本文P30	日	紹介状は、小さな病院で書いてもらえます。
	英	You can ask for a letter of introduction from a smaller clinic.
	中	介绍信需要请地区诊所提供。
	韓	소개장은 작은 병원에서도 써 받을수있습니다.
S-13 本文P34	日	保険証をお借りして、コピーしたらすぐにお返しします。
	英	Please let me take a photocopy of the card, and I'll return it immediately.
	中	保险证复印一下，立刻还您。
	韓	보험증을 빌려서 , 복사해서 곧 돌려드리겠습니다.
S-14 本文P38	日	この中から受診したい診療科を選んでください。
	英	Please choose which department you require.
	中	请从中选择想要看的科。
	韓	이 안에서 수진하고 싶은 진료과를 선택해 주세요.
S-15 本文P45	日	申し訳ありません。こちらでは診療できません。
	英	I'm sorry. We can't treat you at this hospital.
	中	对不起。在这里不能治疗。
	韓	죄송합니다.이쪽에서는 진료할 수 없습니다.

S-16 本文 P45	日	当院では受診科がありません。
	英	We haven't got a check-up department at this hospital.
	中	这里没有诊疗科。
	韓	진료과가 없습니다.
S-17 本文 P47	日	"診療申込書"に記入してください。
	英	Please fill out a medical treatment application.
	中	请填写"诊疗申请书"
	韓	"진료 신청서"에 기입해 주세요.
S-18 本文 P50	日	お名前、性別、生年月日、住所、電話番号等の記入をお願いします。
	英	Please fill in your name, sex, date of birth, address and phone number.
	中	请填写名字，性别，出生年月日，地址，电话号码等。
	韓	성함, 성별, 생년월일, 주소, 전화 번호등의 기입을 부탁합니다.
S-19 本文 P53	日	生年月日を教えてください。
	英	Please tell me your date of birth.
	中	请告诉我您的出生年月日。
	韓	생년월일을 가르쳐 주십시요.
S-20 本文 P55	日	住所を教えてください。
	英	Please tell me your address.
	中	请告诉我地址。
	韓	주소를 가르쳐 주세요.

4 これだけでOK！3ヶ国語対応 指差し会話

S-21 本文 P55	日	電話番号を教えてください。
	英	Please tell me your phone number.
	中	请告诉我电话号码。
	韓	전화 번호를 가르쳐 주세요.
S-22 本文 P57	日	カルテを作りますので椅子に座ってお待ちください。
	英	Please have a seat while I create a file for you.
	中	因为制作病历，请坐在椅子等候。
	韓	카르테를 만들므로 앉아서 기다려 주세요.
S-23 本文 P57	日	名前をお呼びするまで、そちらでお待ちください。
	英	Please wait until your name is called.
	中	叫到你名字时，请稍等一会。
	韓	이름을 부를 때까지, 그 쪽에서 기다려 주세요.
S-24 本文 P58	日	待ち時間は、大体１時間になります。
	英	You can expect to wait for about one hour.
	中	等待时间大约一个小时。
	韓	대기 시간은, 대개 1시간이 됩니다.
S-25 本文 P61	日	○○さん。１番の診察室へどうぞ。
	英	Mr.(Ms.)○○, please go to room number one.
	中	○○先生（女士）。请到１号诊疗室。
	韓	○○씨.1번의 진찰실에 오세요.

S-26 本文 P61	日	ご案内いたしますのでついてきてください。
	英	Please follow me.
	中	请跟我来。
	韓	나를 따라 오세요.
S-27 本文 P63	日	（お見舞い先の）患者さんのお名前を教えてください。
	英	Please tell me the patient's name.
	中	请告诉我患者的名字。
	韓	환자분의 이름을 가르쳐 주세요.
S-28 本文 P63	日	○○棟、○階、○号室になります。
	英	○○ building, ○○ floor, ○○ room.
	中	○○栋,○○楼,○○号室。
	韓	○○동, ○○층, ○○호실
S-29 本文 P64	日	部屋番号は各階のナースステーションでお尋ねください。
	英	Please ask one of the nurses on that floor for the room number.
	中	病房号码请和各楼的护士柜台询问。
	韓	병실방호는 각층의 나스 스테이 션에서 물어주십시요.

4 これだけでOK！3ケ国語対応 指差し会話

【会計時対応会話フレーズ】

Q-19 → A-12 本文P69	日	次回のご予約をされますか？
	英	Would you like to make a booking for next time?
	中	要预约下次吗？
	韓	다음의 예약을 하시겠습니까?
Q-20 本文P70	日	何日に予約をとりますか？
	英	What day would you prefer for your next visit?
	中	要预约什么时候？
	韓	며칠로 예약을 하시겠습니까?
Q-21 本文P70	日	何時に予約をとりますか？
	英	What time is better for you?
	中	要预约几点？
	韓	몇 시로 예약을 하시겠습니까?
A-12 → A-19 本文P69	日	はい、予約します。／いいえ、しません。
	英	Yes, I would. / No, thank you.
	中	好的／不了，谢谢。
	韓	예, 예약합니다. ／ 아니오, 예약하지 않습니다.
S-30 本文P67	日	お支払いは○○○○円になります。
	英	The amount due is ○○○○yen.
	中	支付是○○○○日元。
	韓	지불은○○○○엔이 됩니다.

S-31 本文 P67	日	クレジットカードでも支払えます。
	英	You can pay with a credit card.
	中	用信用卡也能支付。
	韓	크레디트 카드로도 지불할 수 있습니다.
S-32 本文 P71	日	次回は診察券と保険証を忘れずお持ちください。
	英	Please remember to bring your hospital card and health insurance card next time.
	中	下一次请不要忘记带诊断的票和健康保险证。
	韓	다음은 진찰권과 보험증을 잊지 말고 가져 와주세요.
S-33 本文 P73	日	院外処方箋がでました。病院外の薬局でこの処方箋を提出して、薬を受け取ってください。
	英	Unfortunately, we cannot provide medicine here. You have to use an outside pharmacy.
	中	药方出来了。请在外面的药房拿药。
	韓	원외 처방전이 나왔습니다, 병원외밖에 약국에서 이 처방전이을 제출해서 약을 받아가 주세요.
S-34 本文 P75	日	あちらの自動精算機でお支払いください。
	英	Please pay your bill using the machine over there.
	中	请用自动付款机支付。
	韓	저쪽의 자동 정상기로 지불 해주십시오.
S-35 本文 P75	日	会計番号表示モニターにご自分の番号が表示されると、支払いが可能になります。
	英	Please wait until you see your number on the monitor, and then you go ahead and pay.
	中	屏幕上会显示自己的付款号码，就可以支付。
	韓	회계 번호표 모니터에 자신의 번호가 표시되면, 지불이 가능합니다.

S-36 本文 P76 本文 P90	日	診察券を機械に入れてください。
	英	Please put your hospital card into the machine.
	中	请把门诊卡放入机器里面。
	韓	진찰권을 기계에 넣어 주십시오.
S-37 本文 P76	日	支払額が表示されるのでお金を入れてください。
	英	What you have to pay will be displayed. Then, please deposit that amount.
	中	请放入屏幕上显示的金额。
	韓	지불금액이 표시되면 지불금액을 넣어주십시오.
S-38 本文 P77	日	領収書、明細書を受け取り、お釣りがないか確認しましょう。
	英	Please take your receipt and change.
	中	请确认收据，明细和找零。
	韓	영수증, 명세서를 받아, 가시고 잔돈이 남아있는지 확인해주십시오.

【再診＆トラブル対応会話フレーズ】

Q-22 → A-13 本文 P81	日	お支払いできますか？
	英	Can you pay ?
	中	你能支付吗？
	韓	당신은 지불 할 수 있습니까？

Q-23 本文 P82	日	いくらなら払えますか？
	英	How much can you pay now ?
	中	你能付多少钱？
	韓	얼마라면 지불할 수 있습니까？

Q-24 本文 P83	日	いつまでに払えますか？
	英	When can you pay by ?
	中	什么时候你能付钱？
	韓	언제까지 지불할 수 있습니까？

Q-25 → A-13 本文 P87	日	預かり金がありますが、支払えますか？
	英	Can you pay a deposit ?
	中	需要付订金，能付吗？
	韓	여탁금이 있습니다만, 지불할 수 있습니까？

Q-26 → A-14 本文 P91	日	今回は前回と同じ症状の診察でよろしいですか？
	英	Have any of the symptoms changed ?
	中	这次和上次的症状一样吗？
	韓	이번에도 저번과같은 증상의 진찰을 해도 좋습니까？

111

A-13　→ Q-22　→ Q-25　本文 P81　本文 P87	日	はい、払えます。／いいえ、払えません。
	英	Yes, I can. ／ No, I can't.
	中	是的，可以。／不，不行。
	韓	예, 지불 하겠습니다. ／아니요, 지불할 수 없습니다.
A-14　→ A-26　本文 P91	日	はい、同じです。／いいえ、違います。
	英	No, they haven't. ／ Yes, they have.
	中	是的，一样。／不是，不一样。
	韓	예, 같습니다. ／ 아니요, 틀립니다.
S-39　本文 P85	日	時間が過ぎているので受付はできません。
	英	We cannot make an appointment outside regular hours.
	中	因为时间已超过，不能看了。
	韓	시간이 지났으므로 접수는 할 수 없습니다.
S-40　本文 P85	日	外来の時間に改めて来てください。
	英	Please try again within regular opening hours.
	中	请下次看诊的时间再来。
	韓	외래시간에 맞춰서 와 주십시오.
S-41　本文 P89	日	診察券と保険証をお預かりします。
	英	Please show me your hospital card and health insurance card.
	中	和您收门诊卡和保险证。
	韓	진잘권과 보험증을 잠시맡고 있겠습니다.

S-42 本文 P89	日	先に保険証をお返しします。
	英	Here's your health insurance card.
	中	先还您保险证。
	韓	먼저 보험증을 돌려 드리겠습니다.
S-43 本文 P90	日	あちらの自動受付機で受付を済ませてください。
	英	Please use the machine over there.
	中	请先用那边的自动机器确认。
	韓	저쪽의 자동접수기에서 접수를 끝내 주십시오.
S-44 本文 P93	日	今、医師に確認します。少々お待ちください。
	英	I will ask the doctor. Please wait.
	中	现在和医生确认。请稍等。
	韓	지금, 의사에게 확인합니다. 조금 기다려 주세요.
S-45 本文 P93	日	すぐに書くのは難しいです。
	英	It's difficult to prepare one quickly.
	中	很难立刻写出来。
	韓	바로 쓰는 것은 어렵다.
S-46 本文 P94	日	診断書は自費になります。
	英	You have to pay for a medical certificate.
	中	诊断书是自费的。
	韓	진단서는 자기 부담이 됩니다.

S-47 本文P94	日	あちらの書類受付に行ってください。
	英	Please go to the administration area over there.
	中	请去那边的文件柜台。
	韓	저쪽의 서류 접수 창고에 가 주십시오.

来院した外国人患者さんへの配布資料

忙しい病院やクリニックでは、患者さん一人ひとりと時間をかけて会話をするのが難しい場合や、何度も同じことを説明してあげられない事もあります。下記に一般的な病院の注意事項や診察の流れを説明した資料を作成し、3ヶ国語に翻訳しました。ご自分の勤める医療機関ごとに、アレンジして使ってみてください。

【ご来院の患者様へ】
(日本語)

受診の流れ
① 受診したい診療科まで行ってください。診療科の受付は診察室の横などにあります。ここで受付をした後、診察の順番を待ちます。場合によっては問診票の記入があります。
② 診察の順番は病院側の状況や患者さんの診療内容によって受付順にならない場合もあります。
③ 名前をお呼びしますので、指定された診察室に入って医師の診察を受けて頂きます。
④ 検査が必要な場合は、医師の指示に基づいて、別室で検査を受けます。
⑤ 検査の結果により診断がすぐに出ることもありますし、さらに詳しい検査が追加されることもあります。そうした場合は、改めて予約をとり、後日検査を受けることになります。検査内容や予約状況によっては、当日に行われることもあります。
⑥ 医師が症状を詳しく聞き、患部を視診、触診等のみで診断することもあります。

診察室での注意点
他の病院にかかっていて、すでに服用している薬があれば、必ず医師にその旨告げる必要があります。母国から取り寄せた市販薬や漢方薬の場合も申し出てください。持参していればそちらを医師に見せてください。

検査室での注意点
検査ごとに注意事項があり、検査前日の飲食の禁止などの細かい指示があります。指示を守らないと、当日検査ができない事があるので注意しましょう。またX線検査やMRI検査では金属アクセサリーをはずしてください。タトゥーがある場合はその旨を告げてください。

会計窓口での注意点
診療後は会計窓口で治療費を払います。薬が出ている場合は会計時、もしくは会計後に院外処方箋を受け取ります。自動精算機で支払いをする場合もあります。モニターに自分の整理券番号が表示されたら自動精算機で支払う事ができます。

支払いは現金か、もしくはクレジットカードの利用が可能な場合もあります。その場で一括払いが困難な場合は会計窓口に相談してみましょう。公的医療保険に加入していない場合は治療費を全額支払う必要があります。

院外処方箋について
病院やクリニックでは、ほとんどの場合は処方箋を出すだけで、薬は出しません。薬は病院外の調剤薬局に処方箋を提出して出してもらいます。調剤薬局であれば、どこの薬局でもお薬をもらうことができます。ただし、薬局によっては処方箋に書かれた薬の在庫がない場合もありますので、病院の近くの薬局を探しましょう。処方箋には有効期限があります。発効日を含めて4日間を過ぎると、その処方箋では薬をもらうことはできません。

その他注意点
① 廊下や待合室などで大声で話すのはやめましょう。周りには体調の悪い人が多くいるかもしれませんので、静かにしていましょう。
② 病院の敷地内は禁煙です。
③ 保険証の確認は月に一度必要です。予約の入っている方は次回の診察時に診察券も忘れず持参しましょう。
④ 再診の場合は予約の時間には着いているようにしましょう。ただしその時間ぴったりに診察を受けられることはまれです。前の患者さんの診察が伸びれば待ち時間も長くなります。

【To Patients Requiring Medical Services】
(英語版／English version)

Procedures

Go to check-up department. The reception for this department is usually located next to the check-up room/s. Be sure to go on time. Sometimes you will need to fill out a form describing your symptoms. The receptionist will need to see your health insurance card (if you have one) at least once every calendar month, and your hospital card for returning patients.

After booking in, wait to be called or wait for your allocated number. Occasionally, due to the availability of specialist staff, others may be called before you, even though you were there first. You may also have to wait beyond your appointment time if the previous patient is with the doctor longer than expected. Please keep your voice down in waiting areas. Also, be aware that smoking is not allowed either in the hospital itself or the hospital grounds.

See the doctor. If necessary, do any tests or X-rays required by the doctor, which will almost certainly be done in a different room. After the results, return to the doctor. Sometimes, more detailed tests are needed, such as CT or MRI scans. Another booking will probably be required for these.

In The Room

If you have been to another hospital or clinic, be sure to tell the doctor about any medicines they have prescribed, and those you have taken. Also inform the doctor of any over-the-counter or herbal-type medicine you have taken. If possible, show the doctor any related paperwork or the medicine itself.

Points To Remember

With some forms of testing, such as certain X-rays and internal camera checks, it's necessary to go without food or drink the day before the test. Be sure to take note of such requirements, otherwise you may have to do the test again.

Remember that metal objects, such as bracelets, rings and so on, must be removed for X-rays and scans. Also, inform your doctor of any tattoos you have before an MRI scan as a precaution.

At The Cashier's Desk

After paying, those requiring medication will be given a prescription. Sometimes payments are made via a self-service machine. With this type of machine, wait for your number to show on the monitor, and then you can pay. Some machines allow credit cards, but not all. Remember, if you have not joined the Japanese medical health insurance system, you have to pay the full amount of the bill. If you cannot pay for any reason, see the cashier.

Picking Up Prescriptions

Most hospitals in Japan only hand out prescriptions – any medicine has to be obtained at an outside pharmacy or drug store. Most medications can be obtained at any pharmacy, but occasionally the rarer types of medicine are not stocked. However, those situated close to hospitals usually carry all types of medicine. Remember, most prescriptions are only valid for four days, including the day of issue.

【患者看诊须知】
(中国語版／中文版）

看诊流程
① 请到想看的诊疗室旁边的柜台报到，并且依照顺序等候。必要时需填写问诊票。
② 看诊顺序会依照医院状况或患者内容而有所不同。
③ 叫到的名字，请进入指定的诊疗室。
④ 需要做检查时，请遵从医生的指示到指定的房间检查。
⑤ 检查的结果不一定会立刻出来，也有可能需要做追加的检查。也有可能需要预约复诊。
　 根据检查和预约的情况，也有可能当日再实行复诊。
⑥ 医生会根据症状来详细询问，检查，碰触等方式来诊断。

诊察室的注意事项
如果有在其他的医院看过诊或服过的药，请务必和医生告知。如果有在自己的国家有服用成药或中药的话，也务必告知医生。如果有正在服用的药，也请带来给医生看。

检查室的注意事项
检查的前一天，根据指示必须禁食。如果没有遵守，当天将无法接受检查。另外X光检查和MRI检查时，请务必将金属配件首饰等脱掉。如果有刺青的情况，也请务必告知。

结帐柜台的注意事项
诊疗过后，请至柜台结帐。如果需要领药时，请在结帐时或医院外领取处方签。如果使用自动付款机，屏幕上显示自己的整理券号码的话，就可以付款。
付款可用现金或信用卡。如果一次付清有困难的情况，请和结帐柜台洽谈。未加入公家医疗保险的情况下，需要支付全额的医疗费用。

关于医院之外的处方签
一般的医院或诊所，可能只给处方签不给药。在医院以外的药局提出处方签的话，可以领药。但根据药局情况，缺药的情况也是有可能，请多找找医院附近的药局。请注意处方签的有效期限，超过含发行日四天后，处方签将不能使用。

其他注意事项
① 请不要在走廊或等待室大声说话。周围或许有很多身体不适的病患，请保持安静。
② 在院区内请勿吸烟。
③ 每个月确认保险证是必须的。有预约的患者，务必在下次诊疗时，带上诊察券。
④ 复诊的时候，请务必遵守预约的时间。如果前一位患者的诊察时间延长，等待的时间也会延长。

【내원의환자님께】

(韓国語版／한국어판)

수진의흐름

①수진하고싶은 진료과까지 가 주십시요.진료과의 접수는 진찰실의 옆에 있습니다. 여기에서 접수를하신후 진찰의 순서를기 다립니다.여기에서 접수를 하신후 진찰의 순서를 기다립니다.
②진찰의순서는 병원측의 상황 또는 환자님의 진료내용에 따라 접수순서대로 돼지않을수도 있습니다
③이름을 부르면 지정된 진찰실로 들어가서 의사의 진찰을받아 주십시요
④검사가 필요한경우는、의사의 지시를받아 별실에서 검사를 받습니다
⑤검사의 결과에따라 진단이 바로 나올수도있고 더욱 정밀검사가 첨과될수도 있습니다. 그러할 경우에는 다시 예약을하시고 나중에 검사를 받습니다. 검사내용 또는 예약상황에 따라서 당일 진행될수도 있습니다
⑥의사가 증상을 상세하게들어 환부를 시진、촉진만으로 진단할수도 있습니다

진찰실에서의 주의점

다른 병원을 다니면서 또는 지금 복용하고있는 약이 있으면 절대 의사에게 보고할 필요가있습니다. 모국에서 주문한 판매약 또는 한방약의경우에도 가르쳐 주십시요.또는 그것을 가지고 있으면 의사에게 보여주십시요.

검사실에서의 주의점

검사할때에 주의사항이 있어 검사 전일의 음식의 금지등의 상세한 지시가 있습니다. 지시를 지키지 않으면 당일 검사를 할수없는 경우가 있으므로 주의합시다.또는 엑스레이검사 MRI검사에서는 금속악세사리를 빼 주십시요.다투가 있을경우에는 보고 해주십시요

회계창구에서의 주의점

진료후는 회계창구에서 치료비를 냅니다.약이 나왔을경우에는 회계할때 또는 회계를 하신후원외처방전을 받습니다.자동정산에서 지불할 경우도 있습니다. 모니타에 자신의 번호가 표시되면 자동정상기에서 지불할수 있습니다.

지불은 현금、또는 크래디트카드의 사용이 가능할 경우도 있습니다. 그때 전부 지불 할수없을 경우에는 회계창구에 상담해 주십시요 공적의료보험에 가입 하지않았을 경우에는 치료비를 전액 지불할필요가 있습니다.

원외처방전에 관해서

병원 또는 클리닉그에서 대개의 경우에 처방전만 나오고 약은 나오지 않습니다.약은 병원밖의 조제약국에 처방전을 제출해서 약을 받습니다.조제약국이라면 어느 약국에서도 약을 받을수 있습니다. 그렇지만 약국에 따라 처방전에 써진 약의 재고가 없을경우가 있으므로 O병원의 근처의 약국을 찾습니다.처방전은 유효기간이 있습니다. 발행일을 합해 4일이O지나면 그 처방전으로는 약을 받을수 없습니다.

①복도 또는 대기실등에서 큰 소리로 얘기하는것은 삼가 합시다.주위에는 몸의 상태가 좋지않은 사람이 있을수도 있으므로 조용히 합시다.
②병원의 부지내는 금연입니다.
③보험증의 확인은 한달에 한 번 필요합니다.예약을 하신분은 다음의 진찰때에 진찰권도O잊지말고 지참합시다.
④재검의 경우에는 예약시간에 도착 합시다.그렇지만 그 시간에 딱 맞게 진찰을 받을수 있는것은 아닙니다.앞의 환자님의 진찰이 길어지면 기다리는 시간도 길어집니다.

MEMO

【著者略歴】
医療事務総合研究会

　医療事務の業務効率化や業務の正確性の向上、作業の標準化や見える化などを研究し、実務の現場で役立つ知識として、長年資料を作成し、蓄積してきた、医療事務歴8〜15年の数名からなるグループ。もともとは職場の中で業務改善のために生まれた会であるが、資料がわかりやすく実践的であると評判で、職場の外でも希望者には一部資料を配布・提供してきた。前著の『医療事務の現場で役に立つ「公費説明のポイント」』（秀和システム）は実際に医療事務の現場で働く人からも、実用的であると支持を受けている。

【編集協力】
オフィス・ミヤビ・ワン

【本文イラスト・キャラクター】
流人

医療事務の現場で役に立つ
外国人患者の接遇と会話

発行日	2017年　9月25日	第1版第1刷
	2024年　1月25日	第1版第5刷

著　者　　医療事務総合研究会

発行者　　斉藤　和邦
発行所　　株式会社　秀和システム
　　　　　〒135-0016
　　　　　東京都江東区東陽2-4-2　新宮ビル2F
　　　　　Tel 03-6264-3105（販売）Fax 03-6264-3094
印刷所　　図書印刷株式会社　　　　Printed in Japan

ISBN978-4-7980-5187-1 C3047

定価はカバーに表示してあります。
乱丁本・落丁本はお取りかえいたします。
本書に関するご質問については、ご質問の内容と住所、氏名、電話番号を明記のうえ、当社編集部宛FAXまたは書面にてお送りください。お電話によるご質問は受け付けておりませんのであらかじめご了承ください。